essentials

Essentials liefern aktuelles Wissen in konzentrierter Form. Die Essenz dessen, worauf es als „State-of-the-Art" in der gegenwärtigen Fachdiskussion oder in der Praxis ankommt. Essentials informieren schnell, unkompliziert und verständlich

* als Einführung in ein aktuelles Thema aus Ihrem Fachgebiet
* als Einstieg in ein für Sie noch unbekanntes Themenfeld
* als Einblick, um zum Thema mitreden zu können.

Die Bücher in elektronischer und gedruckter Form bringen das Expertenwissen von Springer-Fachautoren kompakt zur Darstellung. Sie sind besonders für die Nutzung als eBook auf Tablet-PCs, eBook-Readern und Smartphones geeignet.

Essentials: Wissensbausteine aus Wirtschaft und Gesellschaft, Medizin, Psychologie und Gesundheitsberufen, Technik und Naturwissenschaften. Von renommierten Autoren der Verlagsmarken Springer Gabler, Springer VS, Springer Medizin, Springer Spektrum, Springer Vieweg und Springer Psychologie.

Thorsten Bartsch

Störungen der Gedächtnisfunktion

Ein Überblick

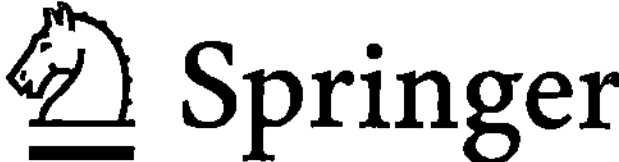 Springer

Prof. Dr. med. Thorsten Bartsch
Klinik für Neurologie
Universitätsklinikum Schleswig-Holstein
Campus Kiel
Deutschland

ISSN 2197-6708   ISSN 2197-6716 (electronic)
essentials
ISBN 978-3-662-45480-0   ISBN 978-3-662-45481-7 (eBook)
DOI 10.1007/978-3-662-45481-7
Springer Heidelberg Dordrecht London New York

Die Deutsche Nationalbibliothek verzeichnet diese Publikation in der Deutschen Nationalbiblio-
grafie; detaillierte bibliografische Daten sind im Internet über http://dnb.d-nb.de abrufbar.

Gedruckt auf säurefreiem und chlorfrei gebleichtem Papier

Springer-Verlag Berlin Heidelberg ist Teil der Fachverlagsgruppe Springer Science+Business Media
(www.springer.com)

Vorwort

Vor dem Hintergrund der demografischen Entwicklung einer zunehmenden Lebenserwartung mit einem Anstieg von alters-assoziierten Erkrankungen des Nervensystems ist in den letzten Jahren das Interesse an einer Aufrechterhaltung von kognitiven Funktionen über die Lebensspanne deutlich gestiegen. Im besonderen Blickpunkt steht dabei unser Gedächtnisvermögen. Wo man früher noch von einem unweigerlichen Abbau des Gedächtnisses über die Lebensspanne hinweg ausging, hat sich das wissenschaftliche Interesse zugunsten von risikosenkenden oder präventiven Faktoren von kognitiven Altersveränderungen gewandelt. Gedächtnisstörungen treten auch häufig als Folge von Erkrankungen des Nervensystems auf. Zusätzlich bieten die verfeinerten Methoden der Diagnostik neue Möglichkeiten, behandelbare Ursachen von Gedächtnisstörungen früher und differenzierter zu erkennen.

In diesem Sinne gibt das vorliegende Essential einen Überblick über die verschiedenen Gedächtnisarten und -funktionen und erläutert die häufigsten Gedächtnisstörungen bei neurologischen und psychiatrischen Erkrankungen. Zusätzlich bietet es eine Zusammenfassung des aktuellen Wissens über Möglichkeiten der Vorbeugung und Protektion von kognitiven Störungen und Demenzen.

Dieses Essential ist ein Exzerpt basierend auf dem Fachbuch „Gedächtnisstörungen" herausgegeben von Thorsten Bartsch und Peter Falkai (Bartsch und Falkai 2013). Für die Veröffentlichung in der Reihe ‚Essentials' wurde der Text zusammengefasst, aktualisiert und überarbeitet, vor allem aber die wichtigsten, essenziellen Hauptinformationen zum Thema herausgearbeitet und kompakt dargestellt.

Was Sie in diesem Essential finden können

- Eine Übersicht über die verschiedenen Gedächtnisarten und -funktionen.
- Welche ‚normalen' Gedächtnisfehler im Alltag auftreten können.
- Eine Darstellung der Diagnosemöglichkeiten von Gedächtniserkrankungen und Demenzen.
- Einen Überblick über die verschiedenen häufigsten Gedächtnisstörungen bei neurologischen und psychiatrischen Erkrankungen.
- Einen Ausblick auf aktuelle Überlegungen der Vorbeugung und Protektion von Gedächtnisstörungen und Demenzen.

Inhaltsverzeichnis

Einleitung

1

Wo habe ich das Auto geparkt? Was sollte ich einkaufen? Wohin habe ich den Brief gelegt? Jeder kennt wohl solche Aussetzer des Gedächtnisses. Sie zeigen, dass unser Gedächtnis auf der einen Seite sehr leistungsfähig ist und sich im Alltag wenig Fehler erlaubt, auf der anderen Seite aber auch nicht komplett fehlerfrei arbeitet. Aufgrund der Komplexität der Gedächtnisprozesse und der Vielzahl von Gehirnarealen, die daran beteiligt sind, ist es nicht verwunderlich, dass das Gedächtnis anfällig gegenüber äußeren Einflüssen und Störungen ist, insbesondere bei Erkrankungen des Gehirns. Auch ist unser Gedächtnis – wie unser ganzes Gehirn – Alterungsvorgängen unterworfen. Doch wann sind solche altersbedingten Aussetzer noch normal, wann sind sie Zeichen einer beginnenden Gedächtniserkrankung?

© Springer-Verlag Berlin Heidelberg 2015
T. Bartsch, *Störungen der Gedächtnisfunktion,* essentials,
DOI 10.1007/978-3-662-45481-7_1

Gedächtnisstörungen sind eine Störung der Fähigkeit, Informationen zu lernen, zu behalten oder abzurufen. Für die verschiedenen Arten von zu speichernden Informationen gibt es nicht nur eine Art von Gedächtnis, sondern die Gedächtnisfunktion wird nach verschiedenen kognitiven und emotionalen Prozessen mit unterschiedlich beteiligten anatomischen Systemen eingeteilt, sodass man heute von mehreren zum Teil überlappenden, parallel arbeitenden und interagierenden Gedächtnissystemen ausgeht (Piefke und Fink 2013). Hinsichtlich des Aufbaus des Gedächtnisses mit seiner Speicherfunktion wurden schon früh Modellvorstellungen entwickelt, die auf nacheinander geschalteten Speichersystemen beruhen. Dabei wird die Gedächtnisfunktion nach dem mutmaßlichen zeitlichen Ablauf in drei Phasen eingeteilt: die Einspeicherung (Enkodierung), Speicherung (Konsolidierung) und der Abruf von Informationen. Jeder Phase liegen wahrscheinlich unterschiedliche neurobiologische Mechanismen zugrunde.

2.1 Das Arbeitsgedächtnis

Unter Enkodierung und Einspeicherung wird die Aufnahme und Registrierung von sensorischen Informationen verstanden. So gelangen die durch die Sinnesorgane vermittelten Informationen in ein sensorisches Register, wo sie mit anderen Sinneseindrücken kombiniert werden; von dort werden sie ins Kurzzeitgedächtnis (Arbeitsgedächtnis) übertragen. Dieser Vorgang ist stark aufmerksamkeitsabhängig. Nach der Verarbeitung im Arbeitsgedächtnis gelangen die Informationen weiter in das Langzeitgedächtnis und werden dort abgespeichert oder „konsolidiert",

© Springer-Verlag Berlin Heidelberg 2015
T. Bartsch, *Störungen der Gedächtnisfunktion,* essentials,
DOI 10.1007/978-3-662-45481-7_2

wo sie für mehrere Jahre und Jahrzehnte gespeichert werden können. Durch den Abruf gelangen die Inhalte des Langzeitgedächtnisses dabei wieder in das Kurzzeitgedächtnis und werden dadurch erneut einer bewussten Verarbeitung zugänglich.

In den letzten Jahren wurde das Konzept der zeitlichen Einteilung der Kurzzeitgedächtnisses abgelöst durch eine inhaltliche Einteilung in ein Arbeitsgedächtnis, das aus verschiedenen Systemen besteht: ein räumlich-visueller Notizblock zur vorübergehenden Speicherung visueller Eindrücke und eine phonologische Schleife zur Speicherung verbaler Informationen (Baddeley 2003). Die verbale Information kann dabei durch ein mentales Wiederholen im Speicher gehalten werden. Ein episodischer Puffer integriert die verschiedenen sensorischen Arbeitsgedächtnissysteme miteinander und mit dem Langzeitgedächtnis. Die zentrale Exekutive wiederum ist eine Kontroll- und Exekutivkomponente, die Aufmerksamkeitsprozesse integriert. Das Arbeitsgedächtnis ist als erster Verarbeitungsschritt somit wichtig für die meisten kognitiven Funktionen wie das Verstehen, Planen und (logische) Denken, aber auch für das Verarbeiten und die Integration verschiedener kombinierter (z. B. visuell-räumlicher und auditiver) Informationen.

2.2 Das Langzeitgedächtnis

Während früher eher eine Einteilung nach der zeitlichen Abstufung erfolgte (Arbeitsgedächtnis und Kurzzeitgedächtnis, z. T. Ultrakurzzeitgedächtnis und Langzeitgedächtnis), wird heutzutage das Gedächtnis zusätzlich nach den verschiedenen Inhaltsformen unterteilt, da dies eher mit verschiedenen anatomischen Systemen des Gehirns korreliert. In der Gedächtnisforschung wird prinzipiell zwischen Altgedächtnis und Neugedächtnis unterschieden. Das Altgedächtnis bezieht sich auf in der Vergangenheit liegende Erinnerungen und das Neugedächtnis auf die Fähigkeit, neue Informationen aufzunehmen und zu lernen. Innerhalb des Langzeitgedächtnisses werden deklarative (explizite, d. h. dem Bewusstsein zugängliche) und nicht-deklarative (implizite, d. h. dem bewussten Zugriff nicht zugängliche) Inhalte des Gedächtnisses voneinander abgegrenzt. Das bewusste Gedächtnissystem wird deshalb auch als explizites Gedächtnissystem bezeichnet (Squire und Wixted 2011).

Das semantische Gedächtnis speichert unser Fakten- und Weltwissen und Konzepte (Feuer ist heiß, Rom ist die Hauptstadt von Italien, Rechenoperationen) (Abb. 2.1). Das episodische Gedächtnis speichert Erinnerungen in Zeit und Raum ab, z. B. wann und wo ein Ereignis in welcher Form stattfand (z. B. eigene Hochzeit). Ein weiterer Begriff ist das Quellengedächtnis (Source memory), der das Erinnern für Informationen mit Raum- und Zeitbezug der Enkodierung inklusi-

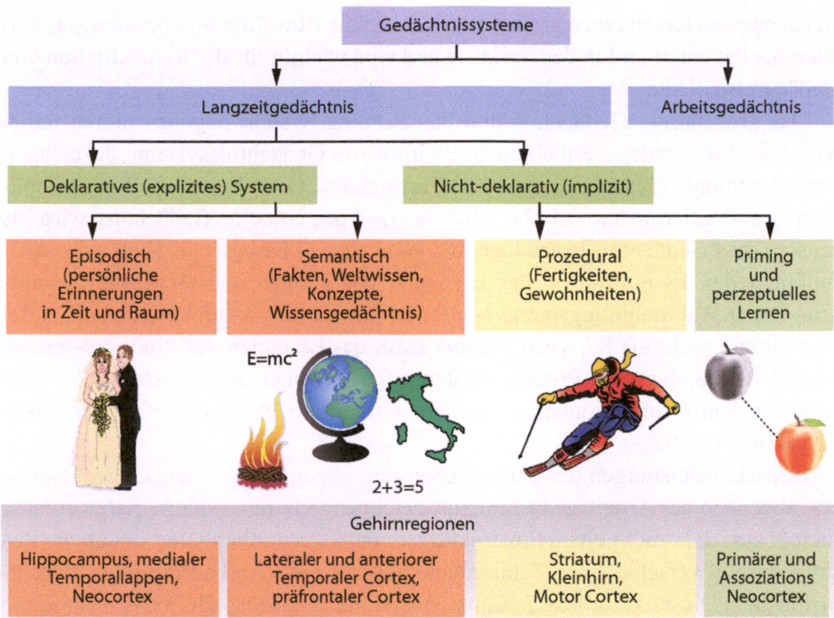

Abb. 2.1 Die verschiedenen Arten des menschlichen Gedächtnisses

ve Rekonstruktion des Kontextes der Erinnerung beschreibt (z. B. die Erinnerung an die Umstände und den Kontext eines bestimmten Ereignisses). Ein wichtiges Merkmal ist, dass das semantische und episodische Gedächtnis bewusste Inhalte abspeichern.

Das autobiographische Gedächtnis ist eine Unterform des episodischen Gedächtnisses und bezieht sich auf persönliche Ereignisse des eigenen Lebens. Die meisten Menschen sind zu einer bewussten „mentalen Zeitreise" innerhalb ihrer Erinnerungen in die Vergangenheit fähig und können diese auf einer metakognitiven Ebene auch reflektieren und auch z. B. Erlebnisse in die Zukunft projizieren. Zusätzlich wird gelegentlich ein autobiographisches Gedächtnis für semantische Inhalte und Fakten unterschieden (wann und wo bin ich geboren). Das emotionale Gedächtnis ist ebenfalls eine Unterform des episodischen Gedächtnisses und speichert Informationen, die stark emotional (positiv oder negativ) gefärbt sind. Das prospektive Gedächtnis ist eine weitere Unterform des episodischen Gedächtnisses und beschreibt die Fähigkeit, sich an in der Zukunft liegende Vorhaben und Handlungsabsichten zu erinnern (z. B. Medikamenteneinnahme um 18:00 Uhr, morgen einen Brief in den nächsten Briefkasten einzuwerfen). Störungen des prospektiven

Gedächtnisses haben einen großen Einfluss auf die Bewältigung von Alltagsaktivitäten bei Patienten und in der Geriatrie und sind wichtig für die Rehabilitation von Gedächtnispatienten.

Das prozedurale Gedächtnis und das Priming System dagegen laufen unbewusst ab. Sie werden deshalb auch als implizite Gedächtnissysteme bezeichnet. Das prozedurale Gedächtnis speichert Fertigkeiten, Gewohnheiten, Routinehandlungen und gelernte motorische Abläufe. Das perzeptuelle Gedächtnis wird als sensorisches Gedächtnis bezeichnet und kann sowohl bewusst als auch unbewusst funktionieren. Es ermöglicht das Erkennen von Dingen und Gegenständen aufgrund ihrer Wahrnehmungsmerkmale durch Bekanntheit (Äpfel werden als Äpfel erkannt und nicht als Kirschen). Dabei kann das Erkennen auf einer prä-semantischen Ebene ablaufen. Priming (Bahnung) bezeichnet das erleichterte Wiedererkennen von Informationen, wenn diese vorher unbewusst oder fragmentarisch dargeboten wurden.

Gedächtnisleistungen des episodischen und semantischen Langzeitgedächtnisses, aber auch des Arbeitsgedächtnisses, zeichnen sich durch ihren „Netzwerkcharakter" aus, d. h. nicht eine Hirnstruktur, sondern das zeitliche und räumliche Zusammenspiel verschiedener Gehirnareale bewirkt die Verarbeitung von Gedächtnisinhalten. Dieses komplexe Zusammenspiel macht insbesondere das episodische Gedächtnis anfällig für strukturelle Läsionen bei neurologischen und psychiatrischen Erkrankungen. Auch zeigt sich, dass Gedächtnisprozesse, insbesondere die Enkodierung und die Verarbeitung im Arbeitsgedächtnis, stark von Aufmerksamkeitsprozessen beeinflusst werden. Störungen der Aufmerksamkeit, z. B. unter chronischem Stress oder nach einem Schädel-Hirn-Trauma, können somit indirekt auch die Gedächtnisleistung beeinflussen. Dies ist ein häufiges Problem bei Patienten, die über Gedächtnisstörungen klagen, jedoch eigentlich eine Störung der Aufmerksamkeit zeigen (Sturm 2012).

Zusammenfassend zeigt sich, dass das Gedächtnis aus einer Vielzahl zeitlich und inhaltlich unterschiedlicher Lern- und Erinnerungsleistungen besteht mit dem Ziel, Informationen innerhalb eines bestimmten Verhaltenskontextes zu speichern und wieder abrufbar zu machen. Durch das Wiedererinnern und den Abruf von Erinnerungen ist das Gedächtnis die Grundlage einer prospektiven Reflexionsfähigkeit und somit planerisch in die Zukunft gerichtet. Dabei muss beachtet werden, dass Erinnerungen keine exakte Kopie und Reproduktion des zuvor Erlebten sind, sondern das Gedächtnis die Information flexibel rekonstruiert.

Von einer Gedächtnisstörung im Sinne einer Amnesie (griech. a „ohne", „nicht" und μνήμη mnémē „Gedächtnis", „Erinnerung") spricht man, wenn die Enkodierung, die Speicherung oder der Abruf von Erinnerungen gestört sind. Formal unterscheidet man Speicherstörungen, bei denen Informationen nur unvollständig, falsch oder in geringen Mengen behalten werden, und Abrufstörungen, bei denen Informationen zunächst aufgenommen, diese jedoch aber nicht gezielt erinnert werden können. Hier erleichtern Hinweisreize das Erinnern. Häufig treten beide Störungen kombiniert auf.

Je nach Lokalisation und Ausdehnung einer Hirnverletzung können unterschiedliche Formen von Gedächtnisstörungen auftreten. Gedächtnisstörungen werden zumeist als Störungen des episodischen und des autobiographischen Gedächtnisses aufgefasst, die besonders häufig bei neurologischen und psychiatrischen Erkrankungen betroffen sind. Unter einer organischen Amnesie versteht man Gedächtnisstörungen, deren Ursache eine strukturelle Schädigung des Gehirnes ist. Solche morphologischen Schädigungen werden häufig durch Schlaganfälle und Schädel-Hirn-Traumata, aber auch durch neurodegenerative Prozesse hervorgerufen.

Bei einer retrograden Amnesie ist der Zugriff auf und der Abruf von Erinnerungen, die vor dem Zeitpunkt einer Hirnschädigung liegen (das Altgedächtnis), gestört. Bei einer anterograden Amnesie ist das Neugedächtnis, d. h. das Erlernen neuer Informationen nach dem Ereignis gestört, das Altgedächtnis kann intakt sein (Abb. 3.1). Häufig findet man jedoch ein kombiniertes Auftreten beider Störungen. Von einem amnestischen Syndrom spricht man bei einer schweren Störung des deklarativen Gedächtnisses mit einer im Vordergrund stehenden ausgeprägten ante-

© Springer-Verlag Berlin Heidelberg 2015
T. Bartsch, *Störungen der Gedächtnisfunktion,* essentials,
DOI 10.1007/978-3-662-45481-7_3

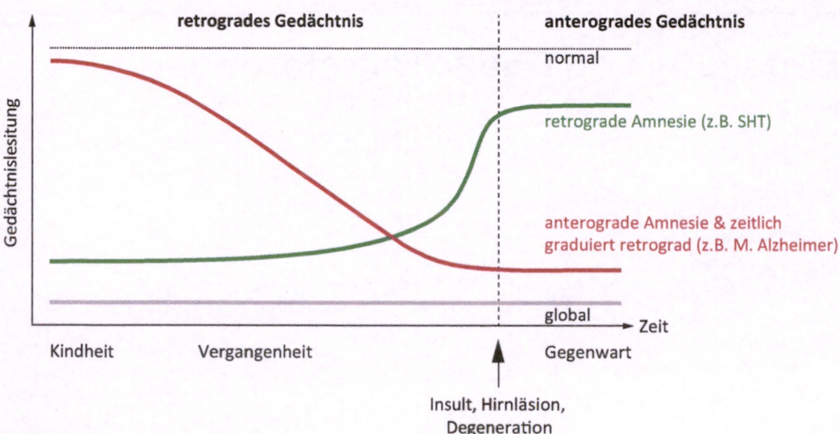

Abb. 3.1 Unterscheidung zwischen einer anterograden und retrograden Amnesie

rograden Amnesie bei ebenfalls variabel vorhandener retrograder Amnesie, wobei
sowohl das verbale als auch das nonverbale explizite Gedächtnis betroffen sind.
Das Arbeitsgedächtnis, das implizite und das prozedurale Gedächtnis sind nicht
beeinträchtigt. Auch bleiben die normalen kognitiven Leistungen wie Denken, Planen, Handeln und „Intelligenz" weitgehend erhalten. Das amnestische Syndrom
findet man häufig bei Schädigungen des Hippocampus und des Temporallappens.
Der Hippocampus und der Temporallappen spielen eine besondere Rolle in der deklarativen Gedächtnisfunktion, sodass Schäden an diesen Strukturen fast immer zu
Beeinträchtigungen des expliziten Gedächtnisses führen, z. B. bei Morbus Alzheimer. Abhängig von der Ausdehnung und der Art der Hippocampusschädigung sowie von der Betroffenheit weiterer Hirnstrukturen können die Ausprägungen dieser
Gedächtnisstörungen sehr unterschiedlich sein. Bei allen Formen von organischen
(strukturellen) Amnesien ist das episodische Gedächtnis fast immer am stärksten
betroffen. Nicht selten ist zusätzlich das semantische Gedächtnis beeinträchtigt.

Als entwicklungsbedingte Amnesie („developmental amnesia") wird eine Amnesie nach einer Hirnschädigung im Kindesalter verstanden, z. B. nach hypoxisch-
ischämischen Ereignissen. Nicht selten besteht hier eine Dissoziation mit einem
intakten semantischen und gestörten episodischen Gedächtnis mit räumlichen
Orientierungsstörungen. Die infantile Amnesie ist eine physiologische Amnesie
im Rahmen der normalen Entwicklung des Gedächtnissystems und beschreibt das
Unvermögen, sich an autobiographische Ereignisse vor dem 3. Lebensjahr erinnern zu können. Bei der topographischen Amnesie besteht eine Störung für Orte
und Räume. Die lakunäre Amnesie beschreibt eine Amnesie, die einen bestimmten

Zeitabschnitt umfasst (z. B. nach Krampfanfällen, Schädel-Hirn-Trauma, Entzündungen des Gehirns). Die semantische Amnesie beschreibt eine Störung des semantischen Verständnisses oder der Bedeutung von Begriffen oder Sprache; dies tritt zumeist im Rahmen einer semantischen Demenz auf. Dissoziative Amnesie steht für die Unfähigkeit, sich an wichtige persönliche Informationen zu erinnern und bezieht sich zumeist auf traumatische oder belastende Ereignisse. Die Amnesie ist häufig partiell und selektiv für bestimmte Ereignisse und tritt überwiegend im Rahmen psychiatrischer Erkrankungen auf.

Bei Gedächtnislücken kann es zur so genannten Konfabulation kommen; dies bezeichnet das Überspielen von Gedächtnislücken durch Aussagen, Schilderungen und Erzählungen, die der Betroffene selbst für glaubhafte Erinnerungen hält. Häufig variieren die Schilderungen oder weichen voneinander ab. Konfabulationen treten häufig beim Korsakow-Syndrom auf.

Die Beurteilung der Leistungsfähigkeit und der Beeinträchtigung des Gedächtnisses kann mittels Testung der Gedächtnisfunktion erfolgen (Jahn 2013). Kern der Gedächtnistestung sind psychometrische Testverfahren, mit denen das Ausmaß, die Art und Dauer der Gedächtnisstörung und andere kognitiver Defizite bestimmt werden können. Dabei gibt es verschiedene Tests mit unterschiedlicher Standardisierung und Vergleichbarkeit. Eine Testung der Gedächtnisfunktion ist jedoch nur sinnvoll, wenn andere kognitive Leistungen wie Aufmerksamkeit, Affektivität oder Exekutivfunktionen mit berücksichtigt werden (siehe Übersicht). Dies lässt sich optimal innerhalb einer neuropsychologischen Testbatterie (z. B. mittels der CERAD Testbatterie, Consortium to Establish a Registry for Alzheimer's Disease) erzielen. Im Rahmen dieser Untersuchung werden die verschiedenen kognitiven Domänen wie Gedächtnis, kognitives Leistungstempo, Konzentrationsfähigkeit, Aufmerksamkeit, Exekutivfunktionen, verbales Denken, Rechnen, visuell-räumliche Fähigkeiten, Handlungsplanung und Sprachfunktion getestet (Tab. 4.1). Für den klinischen Alltag oder die ambulante Situation kommen jedoch häufig auch Screeningtests zu Verwendung, wie z. B. der Mini-Mental-Status, DemTect, der Test zur Früherkennung von Demenzen mit Depressionsabgrenzung (FTDD), das Parkinson Neuropsychometric Dementia Assessment (PANDA), Cantab oder Montreal Cognitive Assessment (MoCA).

© Springer-Verlag Berlin Heidelberg 2015
T. Bartsch, *Störungen der Gedächtnisfunktion*, essentials,
DOI 10.1007/978-3-662-45481-7_4

Tab. 4.1 Übersicht über Inhalte einer kognitiven Testung. (Nach Jahn 2013)

Anamnese

- Dauer der Beschwerden, initiale Beschwerden, Verlauf (graduell, stufenförmig, stabil)

Kognitive Symptome

- Kognitives Leistungstempo
- Gedächtnis
- Aufmerksamkeit, Konzentrationsfähigkeit
- Arbeitsgedächtnis (Konzentrationsstörungen Episodisches Gedächtnis (Wiedergabe spez. Episoden)
- Semantisches Gedächtnis (Allg. Wissen, Vokabular)
- Sprache
- Räumliches und perzeptuelles Gedächtnis (topographische und Gesichterkennung)
- Rechnen
- Exekutivfunktion (Handlungsplanung und Organisation)

Neuropsychiatrische Symptome

- Persönlichkeits und Verhaltensänderungen, Disinhibition, Änderungen im sozialen Kontakt
- Apathie, Anhedonie, Empathieverlust, Antrieb
- Stereotype Handlungen, Impulsivität
- Affekt, Stimmung (Depression, Euphorie)
- Psychotisches Erleben
- Schlaf, Sexualität

Alltagsaktivitäten

- Körperpflege, Haushaltsführung, Eiinkaufen, Hobbies, Autofahren, Arbeitsleben, Sozialer Umgang / sozialer Rückzug

Das Kurzzeitgedächtnis und Arbeitsgedächtnis werden häufig mit Tests geprüft, die das Nachsprechen von Wörtern oder Zahlen erfordern. Die verschiedenen Inhaltsformen des Langzeitgedächtnisses werden mit dem Erlernen und späteren Abfragen von Wortlisten, Wortpaaren, Kurzgeschichten, Fotos oder Zeichnungen getestet. Das Altgedächtnis für in der Vergangenheit liegende Erinnerungen wird oft mit autobiographischen Fragebögen dokumentiert, in denen verschiedene Zeitepisoden abgefragt werden. Das implizite Gedächtnis kann durch Erlernen und Abrufen manueller und prozeduraler Fähigkeiten überprüft werden. Ziel ist dabei, das oder die Gedächtnissysteme zu identifizieren, die gestört sind, um zu einer topologischen Diagnose zu gelangen (Tab. 4.2).

Tab. 4.2 Inhalte einer spezifischen Gedächtnistestung. (Nach Jahn 2013)

Orientierung

- Örtlich-geographische, zeitlich-kalendarische und situative Orientierung; Orientierung zur eigenen Person

Kurzzeitgedächtnis - Arbeitsgedächtnis

- Kurzfristiges Halten und mentales Manipulieren verbaler und figuraler Informationen wie Zahlen- oder Blockspannen

Langzeitgedächtnis (Neugedächtnis)

- Darbietung und Lernen expliziter Informationen (Wortlisten, Wortpaaren, Kurzgeschichten, Fotos oder Zeichnungen), welche direkr wiedergegeben werden sollen
- Verzögerte Reproduktion und Abrufen der unmittelbar reproduzierten Informationen nach einem Intervall von 20–30 Minuten und nach Möglichkeit auch nach 24 Stunden
- Durchführung eines Lernparadigmas; z. B. Lernen einer Wortliste, Lernzuwachs mit Wiederholung sowie Darstellung proaktiver und retroaktiver Interferenzeffekte
- Überprüfung unterschiedlicher Abrufmodalitäten wie freier Abruf, Abruf mit Hinweisen, passives Wiedererkennen

Altgedächtnis (retrograde Amnesie)

- Wiedergabe von persönlichen autobiografischen und öffentlichen semantischen und episodischen Informationen aus verschiedenen Lebensepochen. Subjektiv relevantes domänenspezifisches Wissen; z. B. berufliche Fachkenntnisse
- Zur Eingrenzung des zeitlichen Umfangs der retrograden Amnesie z. B. beim Schädelhirntrauma, Demenz, autobiographisches Gedächtnisinterview mit Abfrage biografischer Ereignisse aus verschiedenen Lebensepochen) durch Patient und Angehöriger.

Als Basis für eine differenzierte Testung wird dabei die allgemeine ärztliche, neurologische und psychiatrische sowie spezielle neuropsychologische Anamnese herangezogen und mit Informationen zu Art und Umfang, Ätiologie und Lokalisation von Hirnschädigungen kombiniert (z. B. MRT-Bildgebung, Dauer einer posttraumatischen Amnesie und Koma bei Schädel-Hirn-Trauma). Ein Patientenbericht oder eine instruierte Selbstbeobachtung des Patienten ist sinnvoll, um das subjektive Ausmaß, die Krankheitsbelastung und die Alltagsrelevanz festzustellen. Essenziell ist eine Fremdeinschätzung durch Angehörige, Ärzte oder Pflegepersonal. Sinnvoll ist auch eine Verhaltensbeobachtung vor, während und nach der neuropsychologischen Untersuchung.

Differenzialdiagnostik

5

Die Gedächtnisfunktion ist anfällig für viele Störungen und Erkrankungen, sodass Gedächtnisstörungen zu den häufigsten Folgen einer Hirnschädigung oder Ausdruck einer neurologischen und psychiatrischen Erkrankung gehören. Entsprechend sind bestimmte Aspekte im Untersuchungsgang zu beachten (Kukolja und Fink 2013).

Die Beschwerdeschilderung des Patienten steht zumeist an erster Stelle der diagnostischen Kaskade, um die Ausprägung, den Zeitgang, Dauer, Alltagsrelevanz und Selbstwahrnehmung der Beschwerden zu eruieren. Durch die Gedächtnisstörung kann die Anamnese die subjektiven Beschwerden häufig nur unvollständig dokumentieren, sodass eine Fremdanamnese unabdingbar ist, um ein genaueres Bild mit Hinweisen auf die subjektive Krankheitswahrnehmung des Patienten zu erhalten. Bei der Erstuntersuchung der Gedächtnisfunktion stellt sich die Frage, ob die Gedächtnisstörungen isoliert vorliegen, Begleitsymptome einer umfassenderen akuten neurologischen Schädigung sind oder innerhalb fluktuierender chronischer Syndrome (z. B. M. Alzheimer, Korsakow Syndrom, Delir) auftreten (Tab. 5.1).

© Springer-Verlag Berlin Heidelberg 2015
T. Bartsch, *Störungen der Gedächtnisfunktion*, essentials,
DOI 10.1007/978-3-662-45481-7_5

Tab. 5.1 Differenzialdiagnostische Fragestellungen bei Gedächtnispatienten

Diagnostische Fragen bei einer Gedächtnisstörung
• Liegt wirklich eine (isolierte) Gedächtnisstörung vor?
• Dauer? Schwere? Alltagsrelevanz? Akuter Beginn? Chronische Entwicklung?
• Oder Begleitsymptom einer umfassenderen akuten neurologischen Schädigung (z.B. beginnende Herpes-Enzephalitis, hypoaktives Delir)
• Oder innerhalb fluktuierender chronischer Syndrome (z. B. M. Alzheimer, Korsakow -Syndrom)
• Liegen subjektive oder objektivierbare Gedächtnisstörungen vor?
• Welche Gedächtnissysteme sind betroffen?
• Wie ist das Ausmaß und Art der Amnesie (anterograd, retrograd, kombiniert)?
• Wurde die Episode fremdbeobachtet? (Eine Fremdanamnese ist zumeist unabdingbar, um den Beginn, Verlauf und Ausprägung zu objektivieren)
• Zeigt die neurologische Untersuchung weitere Begleitsymptome?
• Gibt es Hinweise auf Intoxikationen, Medikamentennebenwirkungen, Trauma, metabolische Entgleisungen, Fieber?
• Weitere Untersuchungen in der Notaufnahme: Laborparameter (inkl. Toxikologie), ggf. zerebrale Bildgebung, Lumbalpunktion bei Enzephalitisverdacht

Mit einem kurzen neurokognitiven Screening lassen sich häufig subjektive von objektivierbaren Gedächtnisstörungen trennen und das Ausmaß und die Art der Amnesie (anterograd, retrograd, kombiniert) einschätzen. Der zweite Schritt besteht zumeist in einem neuropsychologischen Screeningverfahren, um das kognitive Störungsprofil zu vervollständigen (sind z. B. noch andere kognitive Domänen wie Aufmerksamkeit oder exekutive Funktionen beeinträchtigt?). Eine neurologische Untersuchung sollte neurologische Begleitsymptome aufdecken und eine psychiatrische Exploration Hinweise auf eine behandlungswürdige psychiatrische Erkrankung wie z. B. eine Depression aufdecken (Abb. 5.1). Im Anschluss erfolgt die Zusatzdiagnostik, die hauptsächlich aus Laboruntersuchungen, EEG, CT/MRT und ggf. Liquoruntersuchungen besteht. Zu den Blutuntersuchungen zum Ausschluss symptomatischer und reversibler Ursachen von Gedächtnisstörungen gehören die Bestimmung des Blutbildes, Elektrolyte, Blutzucker, von Schilddrüsenwerten (TSH, T3,T4), Leber- und Nierenfunktionswerten, Lues, HIV, Borrelien sowie Vitamin B12 und Folsäure.

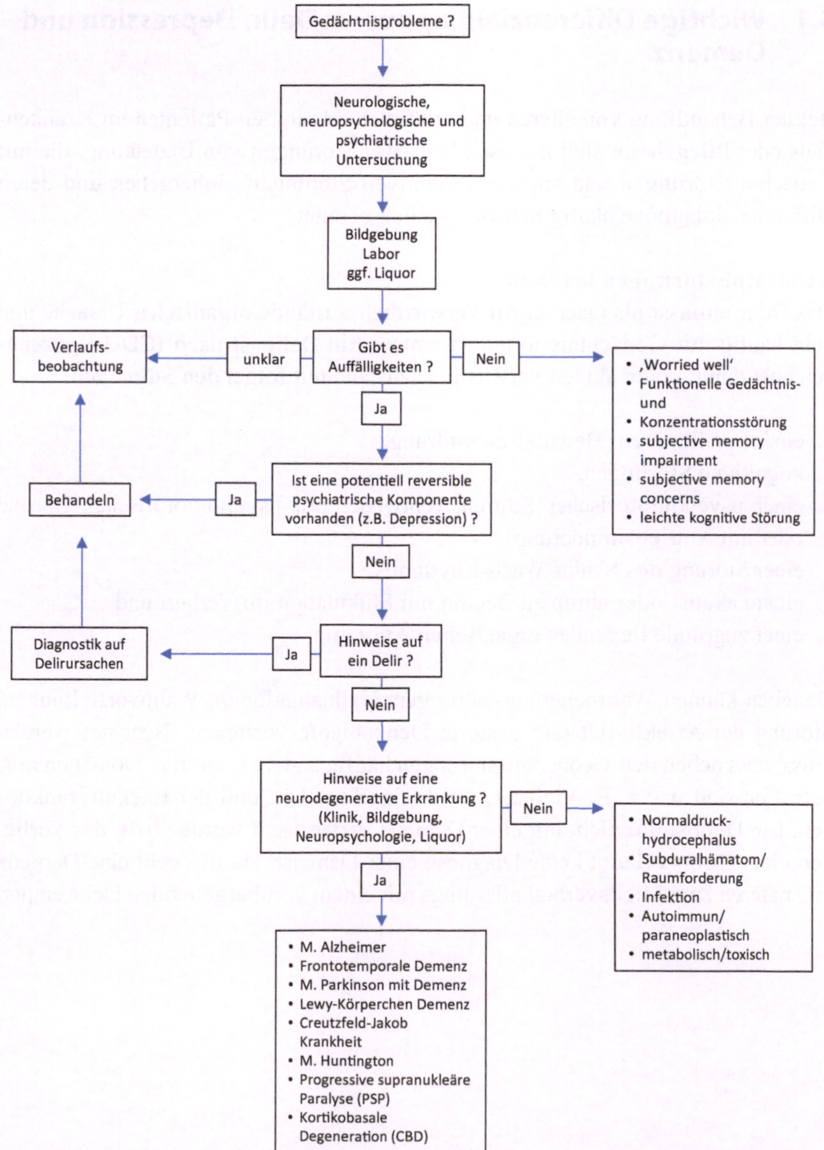

Abb. 5.1 Flussdiagramm eines mehrstufigen diagnostischen Vorgehens bei Gedächtnisstörungen

5.1   Wichtige Differenzialdiagnosen: Delir, Depression und Demenz

Bei der Behandlung von älteren und multiplen erkrankten Patienten im Kranken-
haus oder Pflegeheim sind insbesondere zwei Störungen von Bedeutung, die mit
Gedächtnisstörungen und anderen kognitiven Störungen einhergehen und deren
Differenzialdiagnose häufig Schwierigkeiten bereitet.

Gedächtnisstörungen bei Delir

Das Delir umfasst als Oberbegriff Verwirrtheitszustände organischer Ursache und
geht häufig mit Gedächtnisstörungen einher. Ein Delir ist nach ICD-10 gekennzeichnet durch einen akuten Verwirrtheitszustand mit folgenden Störungen:

1. einer (qualitativen) Bewusstseinsstörung,
2. kognitiven Störungen,
3. einer psychomotorischer Störung (entweder mit psychomotorischer Unruhe
   oder mit Antriebsminderung),
4. einer Störung des Schlaf-Wach-Rhythmus,
5. einem akuten oder abrupten Beginn mit Fluktuation im Verlauf und
6. einer zugrunde liegenden organischen Ätiologie.

Daneben können Wahrnehmungsstörungen, Halluzinationen, Wahnvorstellungen,
Störung der Affektivität und gestörte Denkabläufe vorliegen. Beachtet werden
muss, dass neben den Gedächtnisstörungen häufig andere kognitive Domänen mit-
betroffen sind wie z. B. Vigilanz, der Aufmerksamkeit und der Exekutivfunktionen. Ein Delir sollte nicht mit einer Demenz verwechselt werden bzw. das Vorliegen eines Delirs erlaubt keine Diagnose einer Demenz. Häufig geht eine Demenz
im späteren Krankheitsverlauf allerdings mit einem vorübergehenden Delir einher.

Gedächtnisstörungen bei Delir

- **Ein Delir ist nach ICD-10 gekennzeichnet durch einen akuten Verwirrtheitszustand mit:**

- (qualitativer) Bewusstseinsstörung,
- kognitiven Störungen (z.T. diffus) (Aufmerksameit, Denken, Exekutivfunktionen, Halluzinationen)
- akut beginnender und ausgeprägter Neugedächtnisstörung (+ Arbeitsgedächtnis und Altgedächtnis)
- psychomotorischer Störung (entweder mit psychomotorischer Unruhe oder mit Antriebsminderung),
- Störung des Schlaf-Wach-Rhythmus,
- akutem oder abruptem Beginn mit Fluktuation im Verlauf und
- einer zugrundeliegenden organischen Ätiologie.
- Daneben können Wahrnehmungsstörungen, Halluzinationen, Wahnvorstellungen, Störung der Affektivität und gestörte Denkabläufe vorliegen.

Diagnosekriterien eines Delirs

Ein Delir wird häufig multifaktoriell ausgelöst und tritt im Rahmen von Entzündungen, z. B. durch metabolische Entgleisungen, medikamentöse Interaktionen, Traumata und psychiatrische Erkrankungen auf und ist nach Beseitigung der Ursachen in der Regel reversibel. Prädisponierende Faktoren für ein Delir sind z. B. hohes Alter, eine bestehende kognitive Beeinträchtigung, Komorbiditäten, kombinierte Therapie mit mehr als 6 Medikamenten, Immobilisierung und fremde Umgebung (z. B. Krankenhaus).

Gedächtnisstörung bei Depression
Ein weiteres häufiges Problem in der Abklärung von Gedächtnisstörungen stellt die Abgrenzung zu einer Depression dar, da sich Symptome einer Depression und einer Demenz überlappen und gegenseitig beeinflussen können (Tab. 5.2). Die Depression als eigenständige Krankheit geht häufig mit Gedächtnisstörungen und anderen kognitiven Defiziten einher, die sich manchmal schwierig von einer beginnenden neurodegenerativen Demenz oder anderen Gedächtnisstörungen trennen

Tab. 5.2 Gegenüberstellung demenzieller und depressiver Symptome

Demenzielles Syndrom	Depression
• Patient ist häufig Gedächtnistörungen nicht gewahr, bagatellisiert in den Details die Beschwerden	• Ausführliche, z.T. detaillierte Beschreibung von Ereignissen, bei denen Gedächtnisprobleme aufgefallen waren
• geringer Leidensdruck	• Gedrückte Stimmung mit Gefühl der eigenen Unzulänglichkeit
• Eine Fremdanamnese ist essentiell	• Verminderte Schwingungsfähigkeit
• Labiler Affekt	• Antriebslosigkeit
• Häufig Orientierung beeinträchtigt (Ort, Person)	• Schlafstörungen
• Schleichender Beginn	• Interessenverlust, Freudlosigkeit
	• erhöhte Erschöpfbarkeit
	• reduzierte Aufmerksamkeit und Konzentration
	• Belastungsfaktoren häufig vorhanden

lassen. Andererseits ist auch eine demenzielle Entwicklung häufig mit depressiven Verstimmungen verbunden. Eine depressive Störung kann somit ein Risikofaktor für eine demenzielle Erkrankung sein und andererseits bereits Vorläufer einer Demenz sein. Die Gedächtnisstörungen bei der Depression sind bei erfolgreicher Behandlung im Gegensatz zur Demenz reversibel. Im Zweifelsfall empfiehlt sich eine konsequente antidepressive Behandlung.

5.2   Vaskuläre kognitive Beeinträchtigung

Als einer der Hauptursachen für kognitive Störungen und Gedächtnisprobleme im Alter gelten vaskuläre Läsionen im Sinne einer vaskulären Demenz. Insbesondere ausgeprägte subkortikale mikroangiopathische Veränderungen des Marklagers und strategisch lokalisierte Infarkte können zu einer subkortikalen Demenz führen. Des Weiteren kann es im Rahmen einer zerebralen Amyloidangiopathie mit Einlagerung von β-Amyloid in die Wände kortikaler Arterien zu Lobärblutungen und Mikroblutungen kommen, die in Summe ebenfalls zu einer vaskulären Demenz führen können. Die genaue Abklärung der zugrunde liegenden Ursache ist essenziell, da eine Kontrolle der zerebrovaskulären Risikofaktoren den Krankheitsfortschritt stoppen kann.

Erkrankungen mit vaskulär bedingter Gedächtnisstörung

- Multiinfarktdemenz
- Subkortikale arteriosklerotische Enzephalopathie
- Multiple lakunäre Infarkte
- Strategische Infarkte
- CADASIL
- Amyloid-Angiopathie
- Intrazerebrale Blutungen
- Chronische Subduralhämatome/Hygrome

Ursachen von vaskulär bedingten Gedächtnisstörungen

Gedächtnisfehler 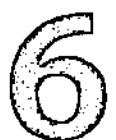

Unser Gedächtnis hat sich im Laufe der Evolution als ein hocheffizientes und komplexes System zur Speicherung vielfältigster Informationen herausgebildet, das eine erstaunliche Kapazität aufweist. Jedoch ist unser Gedächtnis nicht beliebig beanspruchbar und wir erleben täglich, dass dieses Gedächtnis fehlerhaft, unscharf und ungenau sein kann. Grundsätzlich lassen sich zwei Arten von Gedächtnisfehlern unterscheiden: Entweder ist der Zugriff auf eine verfügbare Information nicht möglich und es gelingt nicht, eine Erinnerung zu produzieren, oder die erinnerte Information ist fehlerhaft, wird aber als wahr erkannt (Komes und Wiese 2013). So wird der Abruf von Erinnerungen häufig blockiert oder es werden Erinnerungen rekonstruiert, die in dieser Form nicht stattgefunden haben. Zu beachten ist, dass die Speicherung und der Abruf von Stimmungen und Emotionen als auch von späteren Erfahrungen beeinflusst werden können. Die Gedächtnisfehler zeigen, dass das Gehirn versucht, nur das Wesentliche herauszufiltern.

Ein anderes Phänomen, welches das Gelernte festigt und den Abruf bestimmt, ist die Verarbeitungstiefe, d. h. wie gut und intensiv etwas memoriert wurde. Oberflächlich Gelerntes hat eine größere Wahrscheinlichkeit, wieder vergessen zu werden. Einen erheblichen Einfluss auf die Erinnerung haben auch die Relevanz der Information, die Lernwiederholung und die subjektive Bedeutung, z. B. durch Motivation. Die Mechanismen, die hinter dem Vergessen stehen, sind unklar. So wird z. B. ein Zerfall oder ein Verlöschen der Gedächtnisspur oder eine Beeinflussung (Interferenz) von Gelerntem diskutiert. Bei Letzterem gibt es die Möglichkeit, dass neu Gelerntes vorher Gelerntes abschwächt (retroaktive Interferenz), insbesondere wenn die Informationen sehr ähnlich sind, oder dass Gelerntes neu zu Lernendes negativ beeinflusst (proaktive Interferenz).

© Springer-Verlag Berlin Heidelberg 2015
T. Bartsch, *Störungen der Gedächtnisfunktion*, essentials,
DOI 10.1007/978-3-662-45481-7_6

Nach Daniel Schacter gibt es sieben verschiedene Hauptmechanismen, die für Fehlleistungen des Gedächtnis verantwortlich sind (Schacter 2001). Schon der Pionier der Gedächtnisforschung Herrmann Ebbinghaus konnte 1885 zeigen, dass Gelerntes im Laufe der Zeit wieder vergessen wird; diese Vergessenskurve zeigt an, dass Vergessen zum Repertoire des Gedächtnisses gehört und dass neu Gelerntes zunächst eine Phase der Stabilisierung überstehen muss, bevor es gefestigt wird. Diese Phase geschieht in der Übertragung vom Kurzzeit- ins Langzeitgedächtnis und zeigt eine Transienz (Flüchtigkeit) von neu Gelerntem an. So erinnern sich Menschen besser an Ereignisse der letzten Stunden als vom Tag oder der Woche zuvor. Einen großen Einfluss beim Lernen haben Aufmerksamkeitsprozesse, welche die Enkodierung und den Übergang vom Arbeitsgedächtnis zum Kurzzeitspeicher unterstützen. Insbesondere bei hoher Inanspruchnahme von kognitiven Ressourcen, z. B. beim Beschäftigen mit mehreren Aufgaben, können Aufmerksamkeitsprozesse so belegt sein, dass nicht alle Informationen enkodiert werden. Diese wird von Schacter als „absent-mindedness" (Unaufmerksamkeit-Geistesabwesenheit) bezeichnet. Diese Aufmerksamkeitsprozesse sind sehr stressanfällig, was häufig bei chronischer Stressbelastung zu Gedächtnisstörungen führen kann, die aber eigentlich Aufmerksamkeitsdefizite sind.

Die sieben Hauptgedächtnisfehler nach Schacter

- Flüchigkeit-Transienz (Vergänglichkeit)
- Unaufmerksamkeit-Geistesabwesenheit
- Blockierung
- Falschzuordnung-Fehlattribution
- Beeinflussbarkeit-Suggestibilität
- Bias-Verzerrungen
- Persistenz-Fortbestehen

Die sieben Hauptgedächtnisfehler nach Schacter (Schacter 2001).

Schacter identifiziert noch weitere Gedächtnisfehler, wie z. B. eine Gedächtnisblockade, bei der eigentlich Gelerntes zeitweise nicht abgerufen werden kann. Eine Variante davon ist der „tip-of-the-tongue state", bei der das gesuchte Wort auf der „Zunge liegt", aber nicht abgerufen werden kann. Eine Fehlattributierung beschreibt ein Gedächtnisabruf, der einer falschen Quelle zugeschrieben wird.

Durch diese Quellenverwechslungen können subjektiv als wahr eingeschätzte, tatsächlich aber falsche oder nie stattgefundene Erinnerungen entstehen. Eine große Rolle spielt auch die emotionale Färbung des Gelernten, da hochgradig emotionale Ereignisse, sowohl positive als auch negative, in der Regel besser erinnert werden als neutrale Begebenheiten. Eine Quellenverwechslung kann z. B. auch durch Suggestion hervorgerufen werden. Eine andere Art des Gedächtnisfehlers ist die Verzerrung (Bias), bei dem Erinnerung an frühere Erlebnisse durch gegenwärtige Gedanken und Gefühle beeinflusst und verändert werden.

Der Konsistenz-Bias („consistency bias") beschreibt das Phänomen, dass man die derzeitigen Einstellungen als die gleichen wie früher annimmt, auch wenn sie sich geändert haben. Der Gegensatz dazu ist der Wechsel-Bias („change bias"), bei dem ein Wechsel oder eine Veränderung angenommen wird, die jedoch nicht stattfand. Der Rückschaufehler („hindsight bias") beschreibt die Beobachtung, dass Menschen sich nach einem Ereignis systematisch falsch an ihre früheren Vorhersagen erinnern und denken, das Ergebnis damals schon erwartet zu haben. Daneben gibt es noch den ichbezogenen Bias („egocentric bias"), der die günstige und positive retrospektive Einschätzung ichbezogener Erinnerungen beschreibt. Der stereotype Bias beschreibt die Einschätzung von vergangenen Ereignissen durch vorgefasste, allgemeine Ansichten. Als Persistenz von Erinnerungen wird das wiederholte Erinnern an zumeist traumatische Erlebnisse bezeichnet, wie z. B. Erinnerungen ein Verkehrsunfall.

Die Funktion des Gedächtnisses verändert sich über die Lebensspanne. So zeigen gerade die kognitiven Funktionen, die eine hohe Anzahl von Ressourcen erfordern oder komplex sind, eine Abnahme über die Lebensspanne. Dies gilt z. B. für das Arbeitsgedächtnis und das episodische Gedächtnis, wohingegen das Langzeitgedächtnis weniger anfällig für Effekte des Alters ist. Das semantische Gedächtnis zeigt hingegen bei altersbedingten Leistungseinbußen kaum Alterseffekte, ebenso wie die kristalline Intelligenz, die Fähigkeiten und Kenntnisse umfasst, die im Laufe des Lebens erlernt wurden (Weltwissen, Faktenwissen, Wortschatz, Verhaltensweisen). Die fluide Intelligenz beschreibt die Fähigkeit des Problemlösens, des logischen und abstrakten Denkens und nimmt ebenfalls im Alter ab. Die altersbedingten Veränderungen des Gedächtnisses sind jedoch nicht isoliert zu betrachten, sondern müssen im Zusammenspiel mit anderen kognitiven Fähigkeiten gesehen werden, die altersbedingte Veränderungen zeigen wie die Aufmerksamkeit (Informationsverarbeitungsgeschwindigkeit, Daueraufmerksamkeit, selektive Aufmerksamkeit, Verschiebung des Aufmerksamkeitsfokus). Exekutive Funktionen wie Wortflüssigkeit, Problemlösen, der kognitive Flexibilität und Abstraktionsvermögens zeigen ebenfalls eine Abnahme im Alter. Insgesamt zeigt sich, dass kognitive Leistungen und die Lernfähigkeit durchaus bis ins hohe Alter erhalten bleiben können und nicht unweigerlich einem Abbau unterliegen, sodass auch im Alter das Potenzial für kognitive und neuronale Plastizität gegeben ist.

© Springer-Verlag Berlin Heidelberg 2015
T. Bartsch, *Störungen der Gedächtnisfunktion,* essentials,
DOI 10.1007/978-3-662-45481-7_7

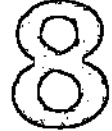

Akute Gedächtnisstörungen stellen bei vielen Patienten eine differenzialdiagnostische Herausforderung dar. Zumeist stellt sich die Frage, ob die Gedächtnisstörungen isoliert vorliegen, Begleitsymptome einer umfassenderen akuten neurologischen Schädigung sind oder innerhalb fluktuierender chronischer Syndrome (z. B. M. Alzheimer, Korsakow-Syndrom) auftreten. Mit einem neuropsychologischen Screening (z. B. MMSE, RAVLT, Uhrentest, Rey-Figur, Altgedächtnistest) lassen sich häufig subjektive von objektivierbaren Gedächtnisstörungen trennen und das Ausmaß und die Art der Amnesie (anterograd, retrograd, kombiniert) einschätzen. Eine Fremdanamnese ist naturgemäß unerlässlich, um den Beginn und Verlauf zu eruieren. Eine sorgfältige neurologische Untersuchung sollte Begleitsymptome aufdecken. Weitere Untersuchungen beinhalten die Bestimmung von Laborparameter und eine zerebrale Bildgebung. Darüber hinaus gehende differenzialdiagnostische Überlegungen umfassen rezidivierende Hypoglykämien, insbesondere bei jungen, diabetischen Patienten. Eine Fremdanamnese und Laboruntersuchungen sollten das Augenmerk auf mögliche Intoxikation lenken. Psychiatrische Erkrankungen, wie z. B. dissoziative Zustände, eine psychogene Fugue oder akute depressive Zustände, können mit akuten Gedächtnisstörungen einhergehen (Tab. 8.1). Funktionelle Amnesien sind hingegen zumeist durch eine im Vordergrund stehende retrograde Amnesie charakterisiert.

© Springer-Verlag Berlin Heidelberg 2015
T. Bartsch, *Störungen der Gedächtnisfunktion*, essentials,
DOI 10.1007/978-3-662-45481-7_8

Tab. 8.1 Ursachen für akute Gedächtnisstörungen

Differentialdiagnose akuter amnestischer Episoden	
Ätiologie	**Klinisches Zeichen**
• Strategische Insulte im Stromgebiet der A. cerebri posterior (z.B. Hippocampus, Thalamus)	• Häufig mit zusätzlichen neurologischen Zeichen oder kognitiven Defiziten vergesellschaftet (z.B. Somnolenz)
• Intoxikationen, Medikamentenebenwirkungen	• Schläfriger Patient, Anamnese für psychotrope Medikation (Antidepressiva, Neuropleptika, Anticholinergika, Anxiolytika, Sedativa), positives Toxikologiescreening
• Komplex-fokale Anfälle, dyskognitive Anfälle, transient epileptische Amnesie, postiktuale Zustände	• Epilepsie, EEG Veränderungen
• Funktionelle Amnesie, psychogene Fugue, dissoziative Zustände	• Eher bei jüngeren Patienten, z.B. nach traumatischen oder stressvollen Ereignissen, ausgestanzte retrograde Amnesie
• Exazerbierte depressive Episode	• Depression in der Vorgeschichte, klinische Zeichen für eine Depression
• Posttraumatische Amnesie	• Klinische und bildgebende Zeichen für ein Schädelhirntrauma
• Hypoglykämie	• Eher bei jüngeren Patienten mit einem Typ I Diabetes mell.
• Gedächtnisstörung i.R. einer zerebralen Angiographie, zumeist im Posterior Stromgebiet	• Peri-interventionelles Auftreten
• Frühstadium einer Limbischen Enzephalitis	• Subakuter Beginn, neurologische, behaviourale und kognitive Defizite, limbische Affektion im MRT
• Elektrokonvulsions Therapie (EKT)	• Rezente EKT, bekannte Depression

8.1   Transiente globale Amnesie (TGA)

Das klassische Beispiel einer akut einsetzenden, jedoch vorübergehenden Gedächtnisstörung ist die transiente globale Amnesie (TGA) mit einer anterograden und retrograden Störung des deklarativen Gedächtnisses. Das klinische Bild einer TGA ist somit durch ein akutes amnestisches Syndrom gekennzeichnet, das durch eine akut einsetzende massive Störung des Neugedächtnisses mit einem Speicherdefizit neu zu lernender Informationen gekennzeichnet ist. Dabei beträgt die Behaltensspanne auf dem Höhepunkt der Störung mitunter nur 1–2 min. Gleichzeitig ist auch das Altgedächtnis gestört, sodass der Abruf kürzlich zurückliegender Erinnerungen (Gestern Abend, letzter Sommer, vor 5 Jahren) deutlich gestört sein kann – weit zurück liegende Erinnerungen, z. B. aus der Kindheit und Jugend, sind zumeist nicht betroffen.

Die Diagnose einer TGA ist eine klinische Diagnose und lässt sich anhand der Diagnosekriterien nach Caplan und Hodges stellen. Die Störung umfasst nur den akuten Gedächtnisausfall – weitere Zeichen wie eine Vigilanzminderung, Danebenreden, apraktische Störungen, starke Kopfschmerzen, Erbrechen, Verwirrtheit oder eine inkomplette Rückbildung nach mehr als 24 h sollten den Verdacht auf andere Störungen lenken. Konfabulationen treten nicht auf. Die typische TGA-Episode dauert in der Regel zwischen 3–7 h. Das mnestische Defizit ist besonders bei persönlichen autobiographischen Erinnerungen ausgeprägt. Räumliches Lernen und Navigation sind ebenfalls beeinträchtigt wie auch die Fähigkeit, eine zukünftige „prospektive" Handlung erinnernd zu planen. Da das prozedurale Gedächtnis nicht gestört ist, können TGA-Patienten durchaus komplexe Handlungen wie Gartenarbeiten oder Autofahren durchführen. Das semantische und implizite Gedächtnis sind typischerweise ausgespart, wohingegen Arbeitsgedächtnisleistungen bei einigen Patienten gestört sein kann. Insgesamt ist das klinische Bild und das neuropsychologische Profil des Gedächtnisausfalles typisch für eine hippokampale Amnesie.

Typischerweise sind TGA-Patienten ihres Gedächtnisausfalles nicht gewahr und haben kein explizites Wissen um ihre Störung – daher wirken Sie ratlos, irritiert und nicht selten verängstigt – sie „fühlen", dass etwas nicht stimmt, können dies jedoch nicht beschreiben. Daher fragen die Patienten – häufig im Minutentakt – nach den situativen Umständen (Wie bin ich hierhergekommen? Was mache ich hier?). Die Patienten sind während der Akutsituation zur eigenen Person orientiert. Einige Patienten in der Akutphase klagen über unspezifische Begleitsymptome wie Übelkeit, Schwindel oder Kopfschmerzen. Die akute Amnesie zeigt sich nach Erholung von der Akutphase in einer Gedächtnislücke, welche die Akutphase umfasst. Obgleich die akute Störung am nächsten Tag verschwunden ist, fühlen sich viele Patienten in den nächsten wenigen Tagen noch erschöpft, irritiert und mitgenommen.

Die TGA ist eine Störung des mittelalterlichen Patienten zwischen 60 und 70 Jahren, gelegentlich kommt es zu einem erneuten Auftreten dieser Störung in 6–10 % aller Patienten; auch sind dreimalige Episoden zumeist im Laufe von mehreren Jahren nicht ungewöhnlich.

TGA-Episoden treten nicht selten im direkten Nachgang von vorhergehenden Ereignissen auf, die emotionale oder körperliche Stresssituationen umfassen. Häufige berichtete Episoden sind das Eintauchen in kaltes Wasser, Schmerzzustände, körperliche Anstrengung, Valsalva-assoziierte Manöver, Geschlechtsverkehr, medizinische Prozeduren (z. B. Arztbesuch, Angiographie) und emotionale und psychologische Stresssituationen wie etwa Streitgespräche oder das Empfangen schlechter Nachrichten.

Im MRT lassen sich 48–72 h nach der akuten Phase bei einem Großteil der Patienten häufig typische punktförmige Diffusionsstörungen im lateralen Hippocampus zeigen. Die Diffusionsstörungen sind begleitet von T2-Läsionen und zeigen damit ein zytotoxisches Ödem an. Die Läsionen finden sich selektiv im CA1-Areal des lateralen Hippocampus, das durch eine prominente Rolle in der Gedächtnisverarbeitung, aber auch durch eine besondere Empfindlichkeit und Anfälligkeit für schädigende metabolische Einflüsse auf die CA1-Neurone gekennzeichnet ist. Die Läsionen verschwinden innerhalb von 2–3 Wochen. Hinweise auf überdauernde kognitive Defizite oder die TGA als Vorbote einer Demenz gibt es nicht.

> ## Klinisches Bild einer Transienten Globalen Amnesie (TGA)
>
> - Die Gedächtnisstörung ist durch eine Reduktion der Behaltensspanne auf 30-180 sec in Form einer anterograden Amnesie gekennzeichnet
> - Desorientierung zur Zeit und Situation, jedoch nicht zur Person
> - Die Patienten erscheinen ratlos und beunruhigt und stellen Fragen zur Zeit oder situativen Umständen des Ereignisses
> - Gleichzeitig Auftreten einer retrograden Amnesie; dies kann zu einer Desorientiertheit führen, da die Betroffenen nicht in der Lage sind, die vorausgehenden Tage und Stunden zu rekonstruieren
> - Sie sind zumeist in der Lage, komplexe Tätigkeiten durchzuführen

Diagnostische Kriterien einer Transienten Globalen Amnesie (TGA) nach Hodges und Caplan

8.2   Transiente epileptische Amnesie (TEA)

Bei häufigem Auftreten (über 3-mal im Jahr) isolierter amnestischer Episoden sollte trotz Fehlens eindeutiger Hinweise auf epileptische Anfälle eine „transiente epileptische Amnesie" als Ausdruck rezidivierender iktualer Ereignisse mittels EEG abgeklärt werden. Die Prävalenz der TEA ist unbekannt, das typische Erkrankungsalter liegt zwischen 50–60 Jahre, zwei Drittel aller Patienten sind männlich. Die Episoden einer transienten epileptischen Amnesie (TEA) sind mit einer Durchschnittsdauer von 30–60 min üblicherweise kürzer als die Episode einer TGA.

Auch ist die Häufigkeit der aufgetretenen Attacken gegenüber der TGA deutlich höher und sie treten im Schnitt einmal pro Monat auf. Ein dritter Hinweis auf das Vorliegen einer TEA ist das Auftreten einer TEA-Episode beim Aufwachen, was einen Zusammenhang zwischen Schlaf und TEA nahelegt. Während der Akutphase habe die Betroffenen Schwierigkeiten, neue Informationen abzuspeichern (anterograde Amnesie) und ältere Erinnerungen abzurufen (retrograde Amnesie), wobei das anterograde Defizit im Vergleich zur TGA häufig milder und partieller ausgeprägt ist.

Obgleich das amnestische Intervall das Hauptzeichen einer TEA Episode ist, können mitunter andere klinische Zeichen für eine Epilepsie gefunden werden. Das häufigste Nebensymptom sind dabei olfaktorische oder gustatorische Halluzinationen, die bei 50 % der TEA-Patienten auftreten können. Auch könne subtile orale Automatismen (Kauen, Schmatzen) oder Perioden, in denen der Betroffene nicht adäquat reagiert, während einer TEA-Episode auftreten. Einige wenige Patienten entwickeln hingegen eindeutige „komplex-fokale" oder „dyskognitive" Anfälle – große tonisch-klonische Anfälle sind hingegen eine Seltenheit. Bei ungefähr einem Drittel aller Patienten zeigt sich epileptiforme Aktivität im EEG, jedoch zum Teil erst nach mehreren EEG-Ableitungen.

8.3 Strategische Schlaganfälle

Hippokampale Insulte
In der 1970er-Jahren wurde der Begriff des amnestischen Schlaganfalles („amnestic stroke") eingeführt. Seitdem wurde wiederholt gezeigt, dass Insulte im Versorgungsgebiet der A. cerebri posterior, die den Hippocampus umfassen, zu einer transienten oder persistierenden Amnesie führen können. Ebenso können isolierte Infarkte im Versorgungsgebiet der A. choroidea anterior ein amnestisches Syndrom auslösen, da der Hippocampuskopf von dieser versorgt wird. Szabo et al. klassifizierten vier Verteilungstypen hippokampaler Insulte:

1. eine komplette Infarzierung,
2. eine Infarzierung, die den lateralen Hippocampus (CA1) umfasst,
3. einen partiellen Insult entweder den anterioren (versorgt durch die A. choroidea anterior) oder posterioren Anteil (versorgt durch den A. cerebri posterior) umfassend und
4. fokale Läsionen, die ungefähr TGA-Läsionen entsprechen.

Eine hippokampale Ischämie kann gelegentlich die Symptome einer TGA im Sinne einer reinen Amnesie imitieren, doch typischerweise zeigen die vaskulären Patienten noch zusätzliche Symptome wie z. B. eine Hemianopsie, die eine ausgedehntere Infarzierung nahelegt. Auch ist das amnestische Syndrom häufig weniger stark ausgeprägt als bei der TGA.

Dienzephale Amnesien
Strategische Läsionen in anterioren und medialen Thalamuskernen wie auch in anderen Strukturen des so genannten Papez-Keises können eine Amnesie auslösen, die einer hippokamplen Amnesie dergestalt ähnelt, dass eine Störung des episodischen Gedächtnisses vorliegt, wohingegen das Arbeitsgedächtnis und implizites Lernen verschont bleibt. Die dienzephale Gedächtnisstörung ist jedoch häufig von dysexekutiven Symptomen, d. h. von Defiziten in der Handlungsplanung und -ausführung und Verhaltensauffälligkeiten wie Apathie, Dysphorie und verbale Flüssigkeit, ähnlich wie bei frontalen Läsionen auftretend, begleitet. Die zwei häufigsten Ursachen für eine dienzephale Amnesie sind Thalamusinsulte und das Korsakow-Syndrom. Eine andere Ursache für eine akut auftretende dienzephale Neugedächtnisstörung in Kombination mit Exekutivstörungen, Konfabulationen und Orientierungsstörungen kann durch eine Schädigung des cholinergen basalen Vorderhirnes (und häufig des orbitofrontalen Kortex) durch rupturierte Aneurysmen der A. communicans anterior entstehen. Im chronischen Zustand können Wesensänderungen, Apathie und eine Konfabulationstendenz das klinische Bild verkomplizieren.

8.4   Gedächtnisstörung nach Schädel-Hirn-Trauma

Gedächtnisstörungen treten nicht selten nach einem Schädel-Hirn-Trauma auf und die Amnesie kann entweder die Zeit nach dem Ereignis (anterograde Amnesie – Neugedächtnisstörung) oder die Zeit vor dem Unfall (retrograde oder prätraumatische Amnesie – retrograde Amnesie) und die Zeit des Unfallherganges selbst betreffen. Eine zerebrale Bildgebung zur Beurteilung von Traumafolgen ist essenziell.

8.5   Toxisch bedingte akute Gedächtnisstörungen

Die häufigste Intoxikation ist die Alkoholintoxikation, die zu einer amnestischen Lücke führt. Die Patienten stellen sich allerdings eher wegen anderer neurologischer oder psychiatrischer Symptome vor, wie Dysarthrie, Ataxie, Distanzminderung, Aggressivität und Vigilanzminderung.

8.6   Gedächtnisstörungen als Nebenwirkung zentral wirksamer Medikamente

Medikamente, die an Transmittersystemen im ZNS wie cholinerge, GABAerge und serotoninerge Rezeptoren binden, können pharmakologisch induzierte Gedächtnisstörungen durch die Einnahme oder den Entzug dieser Substanzen hervorrufen. Diese Störungen sind häufig schwierig zu diagnostizieren, da das mnestische Defizit häufig nicht von augenfälligen neurologischen Defiziten begleitet wird. Die meisten Störungen bilden sich nach dem Absetzen des Medikamentes zurück. In einer neueren Pharmakovigilanz-Studie fand sich eine signifikante Assoziation zwischen der Einnahme von Benzodiazepinen, Bentodiazepin-artigen Hypnotika (Zolpidem und Zopiclon), Antidepressiva (Trizyklika, Serotonin-Wiederaufnahmehemmern (SSRI), Serotonin-Noradrenalin-Wiederaufnahmehemmern (SNRI) inklusive Fluoxetin, Paroxetin und Venlafaxin), Opioid-haltigen Schmerzmitteln, Antikonvulsiva (Topiramat, Pregabalin, Levetiracetam) und Neuroleptika. Häufig bewirken anticholinerg wirkende Medikamente zentrale Nebenwirkungen wie Verwirrtheit, Delir und Amnesien. Ein relevanter anticholinerger Effekt findet sich ebenfalls in Substanzen, die nicht augenfällig für ihre anticholinergen Eigenschaften sind, wie z. B. Ranitidin, Oxybutynin, Digoxin, Dipyridamol, Trihexyphenidyl, Theophylline, Warfarin, Nifedipin und Antihistaminika. Obgleich chemisch nicht direkt mit den Benzodiazepinen verwandt, wirken Imidazopyridine wie z. B. Zolpidem ebenso über GABA(A)-Rezeptoren und können paradoxe Effekte inklusive anterograder Amnesien hervorrufen.

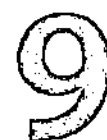

Subakut verlaufende neurologische Krankheitsbilder mit Störungen des Gedächtnisses und der Kognition sowie rasch progrediente oder früh beginnende demenzielle Prozesse werfen häufig differenzialdiagnostische Probleme auf. Symptomatische und potenziell reversible Demenzformen müssen rechtzeitig erkannt werden. Bei der Abgrenzung der verschiedenen Formen helfen neben dem klinischen Bild und dem neuropsychologischen Status insbesondere die MR-Bildgebung und Labordiagnostik. Am häufigsten entstehen Demenzen im höheren Lebensalter im Rahmen neurodegenerativer Erkrankungen, können aber im Rahmen metabolischer, immunologischer und infektiöser Prozesse auch im jüngeren Alter auftreten.

9.1 Herpesenzephalitis

Aufgrund des schweren Verlaufes ist die Herpesenzephalitis eine der wichtigsten Differenzialdiagnosen bei einer akuten Gedächtnisstörung. Unbehandelt führt sie in 70 % der Fälle zum Tode, bei den übrigen Patienten verbleiben in der Regel neurologische Residuen. Verdächtig auf eine Enzephalitis sind über eine Gedächtnisstörung hinausgehende Symptome wie Bewusstseinstrübung, epileptische Anfälle, Wesensänderung, Kopfschmerzen, Fieber oder fokale Ausfälle. Prädilektionsstellen des Befalls sind der Temporalpol mit Hippocampus und Amygdala, basale Bereiche des Frontallappens, die Insel und anteriore Anteile des Gyrus cinguli. Bildgebendes Verfahren der Wahl mit hoher Sensitivität und Spezifität ist die MRT.

© Springer-Verlag Berlin Heidelberg 2015   37
T. Bartsch, *Störungen der Gedächtnisfunktion*, essentials,
DOI 10.1007/978-3-662-45481-7_9

9.2   Limbische Enzephalitis

Eine seltene Differenzialdiagnose bei akuter oder subakut einsetzender Gedächtnisstörungen stellt die limbische Enzephalitis dar. Sie tritt als autoimmun-entzündliche Erkrankung auf und entsteht infolge der Produktion antineuronaler Autoantikörper. Diese können in paraneoplastische und nicht paraneoplastische Antikörper unterteilt werden. Paraneoplastische Antikörper können bei kleinzelligen oder nicht kleinzelligen Bronchialkarzinomen, Seminomen, Mammakarzinomen, Ovarialkarzinomen, Thymomen oder Hodgkin-Lymphomen auftreten. Werden NMDA-Rezeptor-Antikörper als Ursache der Enzephalitis nachgewiesen, liegt bei etwa 60 % der Fälle ein Teratom zugrunde. Im Vordergrund stehen hier neben einer Gedächtnisstörung weitere Symptome wie psychiatrische Auffälligkeiten (paranoide Psychose, Depression), Verwirrtheit, epileptische Anfälle oder Halluzinationen. In nur etwa 60 % der Fälle zeigt die MRT temporal oder frontal Hyperintensitäten in der T2-Wichtung ohne Kontrastmittelaufnahme. Eine unauffällige MRT-Aufnahme schließt eine limbische Enzephalitis daher nicht aus.

Im Rahmen einer immunvermittelten limbischen Enzephalitis können der Hippocampus und der Temporallappen geschädigt werden und der Ausfall des hippokampalen Gedächtnissystems eine limbischen Amnesie bewirken. Dabei handelt es sich typischerweise um eine Störung des episodischen Neugedächtnisses und eine zumeist zeitlich graduierte Altgedächtnisstörung. Hinzu treten neuropsychiatrische Auffälligkeiten, Krampfanfälle und Verhaltensauffälligkeiten.

Die paraneoplastische Enzephalitis geht mit einer erhöhten Prävalenz von Neoplasien von Lunge-, Thymus-, Mamma- und Testes einher. Autoimmunologisch vermittelte Enzephalitiden treten im Rahmen paraneoplastischer Syndrome vermittelt durch onkoneuronale Antikörper (anti-Hu (-ANNA1), -Ri (-ANNA2), -Yo (-PCA1), -Ma2 (-Ta), -CV2 (-CRMP5) und ANNA-3) und GAD oder als nicht-paraneoplastische immunvermittelte Enzephalitis vermittelt durch Antikörper gegen neuronale Oberflächenantigene auf (z. B. gegen spannungsabhängige Kaliumkanäle (VGKC); LGI1 und CASPR2, Glycin und NMDA, AMPA und GABA(B)-Rezeptoren).

Bei der Mehrzahl der Patienten zeigen T2- und Flair-gewichtete Aufnahmen Schwellungsaspekte und Auffälligkeiten in limbischen Strukturen temporomesial, z. B. Hippocampus, Amygdala, Temporallappen, Hypothalamus und der insuläre und zinguläre Kortex. Der Hippocampus ist zumeist bevorzugt oder selektiv betroffen und häufig ödematös verändert. Post mortem findet man Neuronenverlust und T-Zellinfiltration und reaktive Astrogliose betont in der CA1-Region und weniger in CA3 und CA4, CA2 bleibt relativ ausgespart.

Die Kaliumkanalkomplex-Antikörper-assoziierte Enzephalitis ist die häufigste Form der nicht paraneoplastischen limbischen Enzephalitis und potenziell durch eine zügig eingeleitete Immuntherapie (intravenöse Immunglobuline, Plasmapherese oder Immunadsorption, Steroide und Immunsuppressiva) behandelbar. Im Laufe der Erkrankungen können sequenziell beide Hippocampi befallen werden. Der Krankheitsverlauf wird häufig durch einen chronischen oder schubförmigen Verlauf verkompliziert. Nicht selten endet der Prozess als Ausdruck einer hippokampalen Degeneration in einer Atrophie mit bleibender Signalanhebung, in einer Hippocampussklerose und in einem chronisch-amnestischen Syndrom. Neben den ursächlichen Therapieansätzen muss gegebenenfalls eine symptomatische Therapie beispielsweise mit Antiepileptika erfolgen. Zusätzlich ist eine Tumorsuche obligat, die bei negativem Befund in regelmäßigen Abständen wiederholt werden sollte.

9.3 HIV-assoziierte Demenz

Das Human-Immunodeficiency-Virus (HIV) kann alle Zellen des zentralen Nervensystems befallen. Neben den neurologischen Manifestationen der HIV-Infektion durch opportunistische Erkrankungen kommt es auch zu direkten Störungen des ZNS durch das HI-Virus. Während vor Einführung der hochaktiven antiretroviralen Therapie (HAART) motorische Störungen im Vordergrund standen, sind es zunehmend neurokognitive Defizite. Neuropsychologische Testungen ermöglichen eine Einteilung der HIV-assoziierten Defizite in drei Stadien:

1. HIV-assoziierte, asymptomatische neurokognitive Einschränkungen (ANE) – hierbei bemerkt der Patient selbst keine Defizite, jedoch lassen sich Mängel in mindesten 2 von 5 oben genannten Domänen nachweisen.
2. HIV-assoziiertes mildes kognitives Defizit – in diesem Stadium bemerkt der Patient die Veränderungen, die sich auch testpsychologisch objektivieren lassen.
3. HIV-assoziierte Demenz (HAD) – in diesem Stadium ist der Patient in seiner Alltagsfähigkeit durch die Demenz deutlich eingeschränkt. Bei der HIV-Demenz handelt es sich in erster Linie um eine klinische Diagnose. Typische Veränderungen in der MRT sind meist asymmetrische Hyperintensitäten in den Stammganglien und kortikale Atrophien.

9.4 Creutzfeldt-Jakob-Erkrankung

Bei der sporadischen Creutzfeldt-Jakob-Erkrankung (sCJD) stehen Gedächtnisstörungen bei 39 % der Patienten als Erstsymptom im Vordergrund, die in eine rasch progrediente Demenz münden. Die Klinik korreliert mit den Veränderungen in der kraniellen MRT in diffusionsgewichteten Aufnahmen (DWI) und FLAIR

(„fluid attenuation inversion recovery")-Sequenzen. Typische Veränderungen sind Signalanhebungen im Kortex, so genanntes „cortical ribboning" und in den Basalganglien. Typische EEG-Veränderungen sind periodisch auftretende, triphasische scharfe Wellen. Da diese häufig erst im späteren Verlauf auftreten, sind zum Nachweis oft mehrfache EEG-Aufzeichnungen notwendig. Schließlich ist der Nachweis von Protein 14-3-3 im Liquor wegweisend für die Diagnostik. Daneben finden sich häufig auch Anstiege der neuronenspezifischen Enolase (NSE) sowie exorbitante Gesamt-Tau-Werte im Liquor. Diese Marker und auch das Protein 14-3-3 sind nicht spezifisch für die CJD und kommen auch bei anderen Erkrankungen mit neuronaler Degeneration vor. Die Diagnosesicherung erfolgt durch autoptische oder bioptische Untersuchung der Gehirne. Pro Jahr kommen in westlichen Ländern etwa 1–2 CJD-Fälle pro eine Million Einwohner vor. Sie ist damit die häufigste beim Menschen vorkommende Prionenerkrankung. Neben der sporadischen Form, die etwa 85 % der Erkrankungen bedingt, kommen genetische (15 %) und übertragene (1 %) Formen vor.

Darüber hinaus ist seit den 1990er-Jahren eine neue Variante der Creutzfeldt-Jakob-Erkrankung (nvCJD) bekannt, die in Zusammenhang mit der bovinen spongiformen Enzephalopathie (BSE) steht. Nachdem zunächst eine Slow-Virus-Infektion als Ursache der CJD angenommen wurde, konnte in den 1980er-Jahren nachgewiesen werden, dass es sich bei dem entzündlichen Agens um ein fehlgefaltetes Protein (Prion – „proteinaceous infectious particle") handelt. In der physiologischen Form, PrPc, kommt das Protein in jedem Menschen vor. Die fehlgefaltete Form des Protein, PrPSc, ist unlöslich und lagert sich im ZNS ab. Das Prionenprotein ist übertragbar und induziert im bis dahin gesunden Organismus eine Fehlfaltung der PrPc zu PrPSc. Die neue Variante der Creutzfeldt-Jakob-Erkrankung (nvCJD) steht in oben genanntem Zusammenhang mit der BSE und trat erstmals in den 1990er-Jahren auf. Die Patienten weisen meist ein deutlich jüngeres Erkrankungsalter um das 28. Lebensjahr auf. Der Verlauf ist deutlich langsamer und erstreckt sich über 1,5–4 Jahre. Auch die Symptomatik unterscheidet sich. Bei der nvCJD stehen psychiatrische Initialsymptome, wie Depressionen, Angst, Apathie, Rückzug und Wahn im Vordergrund. Zudem kommt es oft im frühen Krankheitsverlauf zu schmerzhaften Parästhesien. In der MRT sind Signalsteigerungen im Thalamus („pulvinar sign") nachweisbar.

9.5 Normaldruckhydrozephalus

Der Normaldruckhydrozephalus ist mit einer Prävalenz von etwa 22/100.000 Einwohnern eine relativ häufige Ursache von Gedächtnisstörungen. Der typische Symptomkomplex des Normaldruckhydrozephalus (NPH) wird durch die Hakim-

Trias Demenz, Gangstörung und Harninkontinenz beschrieben. Während sich Demenz und Gangstörungen tatsächlich bei etwa 80 % der Patienten finden lassen, leiden nur etwa 50 % der Patienten unter einer Inkontinenz. Die demenzielle Entwicklung beim Normaldruckhydrozephalus dominiert vor allem durch Neugedächtnisstörungen, Dyskalkulie und Orientierungsstörungen. Dazu kommen psychiatrische Symptome wie Apathie, Depression, Antriebs- und Interessenlosigkeit bis hin zum akinetischen Mutismus. Das Gangbild ist schlurfend, kleinschrittig und breitbasig-ataktisch.

Der Krankheit liegt eine Liquorresorptionsstörung zugrunde. Ätiologisch wird der idiopathische NPH mit ungeklärter Ursache vom sekundären NPH unterschieden. Die sekundäre Form wird beispielsweise nach Subarachnoidalblutung, Meningitis oder Meningeosis carcinomatosa beobachtet. Infolge der verminderten Resorption kommt es intermittierend zu einem Anstieg des Liquordruckes. Im weiteren Verlauf normalisiert sich dieser jedoch wieder. Kompensatorisch finden sich in der Bildgebung erweitere Ventrikel, während die kranial gelegenen äußeren Liquorräume oft eng sind. Die Diagnose wird aufgrund des klinischen Bildes und der zerebralen Bildgebung mittels CCT oder cMRT gestellt. Dort zeigt sich charakteristischerweise eine Erweiterung der inneren Liquorräume bei relativ engen suprasylvischen Sulci. Darüber hinaus finden sich schon in der CT Hypodensitäten an den Polkappen als Ausdruck vermehrten transependymalen Liquorübertritts. Zur Diagnosestellung erfolgt ein Liquorablassversuch mit Testung der Gehgeschwindigkeit und der Neuropsychologie vorher und nachher. Die langfristige Therapie besteht ggf. in der Einlage eines Shuntsystems.

9.6 Wernicke-Korsakow-Syndrom

Das Korsakow-Syndrom ist ein neuropsychiatrisches Defektsyndrom nach einer abgelaufenen Wernicke-Enzephalopathie. Es ist durch eine variabel ausgeprägte und zum Teil fluktuierende, schwere antero- und (z. T. zeitlich graduierte) retrograde Störung des episodischen Gedächtnisses mit Antriebsminderung, Orientierungsstörungen und Konfabulationsneigung gekennzeichnet. Das semantische Gedächtnis ist unterschiedlich beeinträchtigt, wobei implizites Lernen, Priming und prozedurales Gedächtnis erhalten bleiben. Neben den Gedächtnisstörungen kommt es zu affektiven Veränderungen, insbesondere zu Apathie, verminderter Spontanität und emotionaler Verflachung.

Meist geht dem Korsakow-Syndrom eine Wernicke-Enzephalopathie durch einen alkohol- oder nicht alkoholbedingten Vitamin-B1 (Thiamin)-Mangel voraus, die sich in Verwirrtheitszuständen, Bewusstseinstrübung, Augenbewegungsstörungen und Gangataxie äußert. Thiamin spielt eine wichtige Rolle in der Synthese von

Neurotransmittern, insbesondere von Serotonin und Glutamat. Wegen des zeitlich überlappenden Verlaufes und der ähnlichen strukturellen Pathologien erfolgt die Zusammenfassung der Symptomatik im Wernicke-Korsakow-Syndrom.

Bildmorphologisch lassen sich in der MRT dienzephale Läsionen zumeist im medialen und anterioren Thalamus, der periventrikulären Region des dritten und vierten Ventrikels, dem periquäduktalen Grau, den Corpora mamillaria, dem Tectum und Fornix nachweisen, die sich innerhalb von 2–3 Wochen entwickeln können. Die Läsionen in T2, Flair und DWI entsprechen zytotoxischen und vasogenen Ödemen. In der Neuropathologie finden sich akute neuronale Schwellungen und Nervenzellverlust sowie Mikrohämorrhagien mit gliotischen Veränderungen in den betroffenen Regionen. Die im Verlauf auftretenden atrophen Veränderungen spiegeln sich in einer kortikalen Ausdünnung, Erweiterung der Sulci, raumgebenden Vergrößerung der Ventrikelweite und Aquäduktdilatation wider.

10.1 Akute funktionelle Gedächtnisstörungen

Gedächtnisstörungen können nach emotionalem und psychologischem Stress und Trauma auftreten und finden sich häufig im Grenzgebiet zwischen Neurologie und Psychiatrie. Nicht selten werden bei Patienten mit akuten Gedächtnisstörungen keine auffälligen organischen Befunde erhoben, die Anamnese und Symptomatik lassen sich dann eher mit psychologischen Begriffen beschreiben. Diese Zustände werden unterschiedlich, je nach konzeptionellem Hintergrund, als „psychogene Amnesie", „funktionelle Amnesie", „dissoziative Amnesie" oder „hysterische Amnesie" bezeichnet. In der DSM-5 und ICD-10 werden die psychogenen Amnesien den dissoziativen Störungen zugerechnet. Bei der dissoziativen Amnesie steht dabei der Gedächtnisverlust für wichtige persönliche Informationen im Vordergrund, die häufig belastender Natur ist. Häufig tritt eine akute psychogene Amnesie im Nachgang einer Stressperiode (Partnerschaftskonflikt, finanzielle Probleme) und im Rahmen einer Depression oder eines Alkoholkonsums auf. Häufig ist das Wissen um die eigene Identität gestört – ein Charakteristikum, das bei organischen Amnesien (z. B. TGA) abgesehen von fortgeschrittenen Demenzen und Delirien nicht beobachtet wird. Auch findet man das für eine TGA charakteristische wiederholte Fragen nach den situativen Umständen (Wie komme ich hier hin? Was mache ich hier?) bei Patienten mit einer psychogenen Amnesien nicht. Gelegentlich wird eine Periode des Umherwanderns oder eine „psychogene Fugue" über Stunden, Tage oder Wochen beobachtet. Das Altgedächtnis bis zum Einsetzen der Amnesie ist typischerweise stark beeinträchtigt. Solch eine fokale (selektive) retrograde Amnesie wird häufig als typisch für eine psychogene Amnesie angesehen,

© Springer-Verlag Berlin Heidelberg 2015
T. Bartsch, *Störungen der Gedächtnisfunktion*, essentials,
DOI 10.1007/978-3-662-45481-7_10

findet sich jedoch auch in Assoziation mit neurologischen Erkrankungen wie einer transienten epileptischen Amnesie (TEA). Einige Patienten zeigen ebenfalls Verhaltensauffälligkeiten wie eine funktionelle Parese, Alexie oder Agraphie oder eine Apraxie beim Benutzen gebräuchlicher Geräte wie z. B. ein Telefon.

10.2 Chronische funktionelle Gedächtnisstörungen

Kognitive Störungen des Gedächtnisses, der Aufmerksamkeit und der Konzentration, ohne dass eine organische Ursache gefunden werden kann, sind ein häufiges Beschwerdebild und machen ca. ein Viertel der Patienten in Gedächtnissprechstunden aus (Schmidtke 2013). Bei einem Großteil der Patienten liegen funktionelle Gedächtnis- und Konzentrationsstörungen vor, die häufig mit chronischen Stressfaktoren und subjektivem Stresserleben auftreten. Eine Stressbelastung tritt z. B. bei zwischenmenschlichen Konflikten, Überarbeitung und Überforderung, Fehlanpassung und subdepressiver Stimmung auf.

Die Beschwerdeschilderung umfasst dabei häufig folgende Beschwerden (aus Schmidtke 2013):

- des prospektiven Gedächtnisses (Vergessen von geplanten Handlungen und Vorhaben noch auf dem Wege zu ihrer Erledigung, etwa beim Laufen von einem Raum in einen anderen). Typisch ist das Wiedereinfallen nach einiger Zeit oder mit einem Hinweisreiz,
- des Neugedächtnisses (rasches Vergessen neuer Inhalte, nach einem Telefonat oder persönlichen Gespräch). Typisch ist das Wiedereinfallen nach einiger Zeit oder mit einem Hinweisreiz,
- des Altgedächtnisses (Wortfindungsstörung, Blockierung, z. B. Namen von Bekannten, Telefonnummern),
- des Konzentrationsvermögens und der Aufmerksamkeit (Unaufmerksamkeit, beeinträchtigte Auffassung von Gehörtem und Gelesenen, erhöhte Ablenkbarkeit, Unfähigkeit, mehr als eine Aufgabe im Blick zu behalten, „Fadenriss" bei Gesprächen, Geistesabwesenheit, Umherwandern der Gedanken),
- Fehlleistungen bei Alltagstätigkeiten (Schwierigkeiten mit beruflichen Routinen bis hin zu konfusem Verhalten und gravierenden Leistungseinbrüchen in Studium, Beruf und Privatleben).

Häufig sind die Beschwerden nicht konstant vorhanden, sondern im Alltag variabel ausgeprägt; zudem findet sich eine Besserung in Phasen von Entlastung, z. B. im Urlaub. Auch sind die Beschwerden häufig als Gedächtnisfehler und nicht als eigentliche Gedächtnisstörungen zu werten. Wie oben beschrieben, ist das Gedächtnis nicht fehlerfrei und perfekt, sondern Fehler, Unaufmerksamkeit, Vergessen und passager reduzierte kognitive Leistung treten bei jedem Menschen auf. Wichtig in der Abgrenzung zu organischen Störungen ist das Ausmaß dieser Phänomene, ihre Alltagsrelevanz und ihr zeitlicher Verlauf. Die betroffenen Patienten zeigen häufig einen sehr hohen Leistungsanspruch an ihre Gedächtnisleistungen und neigen dazu, sich selbst überkritisch und ängstlich zu beobachten. Dies führt oftmals dazu, dass Episoden von Vergesslichkeit und einzelne Fehlleistungen überbewertet werden. Häufig resultiert aus den subjektiv erlebten Fehlleistungen wiederum eine erhöhte Selbstbeobachtung, verbunden mit Versagensängsten und Stresserleben, was zu einer weiteren aufrechterhaltenden Spirale mit einer verstärkten Selbstüberwachung und -Kontrolle und zu einer Chronifizierung führen kann. Überwiegend sind jüngere, geistig aktive Menschen betroffen. Zumeist findet man normale und altersentsprechende Ergebnisse in den kognitiven Tests.

Beschwerden mit subjektiver Gedächtnisstörung bei normalen Testergebnissen werden auch als „subjective memory impairment" oder „subjective memory concern" bezeichnet. Diese Begriffe beinhalten jedoch unterschiedliche Patienten und variable Verläufe. Die Abgrenzung erfolgt über das Vorhandensein alltagsrelevanter Defizite und eine auslösende oder unterhaltende Ursache. Wichtig ist die differenzialgnostische Abgrenzung zu der „leichten kognitiven Störung" („mild cognitive impairment", MCI) als Vorstadium der Alzheimer-Krankheit („amnestisches" MCI oder aMCI), die mit Auffälligkeiten im Neugedächtnis einhergeht. Ein weiteres differenzialdiagnostisches Problem ist die Überlagerung von funktionellen und organisch bedingten kognitiven Störungen bei organischen Erkrankungen wie z. B. bei Schädel-Hirn-Trauma, Epilepsien, Multipler Sklerose oder ischämischem Insult. Nicht selten entstehen sekundäre funktionelle Beschwerden im Nachgang einer Erkrankung durch die seelischen Belastungen und Anpassungsstörungen. Diese Beschwerden überlagen sich häufig mit den primären Krankheitssymptomen. Des Weiteren müssen kognitive Störungen im Rahmen einer psychiatrischen Erkrankung wie der Depression und einer anderen eventuell vorbestehenden grenzwertigen kognitiven Minderleistung im Zusammenhang mit entwicklungsbedingten Störungen (z. B. ADHS, Z. n. Meningitis im Kindesalter etc.) abgegrenzt werden.

Da funktionelle Störungen häufig länger anhaltend sind, empfiehlt es sich, Stress und psychische Belastung zu reduzieren, die Resilienz zu stärken (z. B. mit Entspannungsverfahren, Achtsamkeitsverfahren, Problemlösestrategien) und Strategien zur Stressbewältigung zu entwickeln, ggf. im Rahmen einer Psychotherapie.

11.1 Leichte kognitive Störung (MCI)

Beschwerden über eine nachlassende Gedächtnisfunktion, ohne dass sich Hinweise für eine Demenz finden lassen, sind häufige Beschwerden in einer Gedächtnissprechstunde. Von einer leichten kognitiven Störung (LKS, „mild cognitive impairment", (MCI)) spricht man bei subjektiven Beschwerden, wenn sich leichte Defizite in neuropsychologischen Tests zeigen, ohne dass es zu einer Alltagseinschränkung gekommen ist. Zur Diagnosestellung müssen andere organische Störungen, die ähnliche Beschwerden verursachen können, ausgeschlossen sein. Man unterscheidet ein amnestisches MCI mit einer Störung des episodischen Gedächtnisses, ein MCI einer nicht-amnestischen Domäne (am häufigsten eine dysexekutive Störung und Sprache) und ein MCI, bei der mehrere kognitive Domänen betroffen sind. Wichtig ist, dass die Alltagsbeeinträchtigung so gering ist, dass nicht das Kriterium einer Demenz erfüllt ist. Formal wurde das MCI in den 90er-Jahren als klinisch-neuropsychologisches Konzept zwischen normalem Altern und Demenzentwicklung eingeführt, um das Risiko für eine Entwicklung in eine neurodegenerative Demenz im Rahmen der Frühdiagnostik beschreiben und abschätzen zu können. Das amnestische MCI zeigt dabei ein erhöhtes Risiko eines Überganges vom normalen Nachlassen der kognitiven Leistungsfähigkeit im Alter zur Alzheimer-Demenz. Die jährliche Übergangshäufigkeit eines amnestischen MCI zur Demenz wird mit bis zu 30 % angegeben. Bei einem Teil der Patienten bleiben die Beschwerden stabil oder sind sogar reversibel. Die

© Springer-Verlag Berlin Heidelberg 2015   47
T. Bartsch, *Störungen der Gedächtnisfunktion,* essentials,
DOI 10.1007/978-3-662-45481-7_11

wichtigste Differenzialdiagnose im klinischen Beschwerdespektrum stellt die Depression dar.

11.2   Entwicklung einer Demenz

Wenn Gedächtnisstörungen und andere kognitive Defizite fortschreiten und die Schwelle der Alltagsrelevanz erreichen, geht die Gedächtniserkrankung in eine Demenz über. Die Alzheimer-Demenz als häufigste Demenzform ist eine progressive neurodegenerative Erkrankung, die mit einem Abbau der Gedächtnisfunktion, der Sprache, visuell-räumlicher Fähigkeiten und der Persönlichkeit einhergeht. Alois Alzheimer beschrieb bereits 1906 diese klassische Gedächtniserkrankung als „eigenartiges Krankheitsbild" mit „gestörter Merkfähigkeit" seiner Patientin Auguste Deter nicht nur klinisch, sondern charakterisierte bereits alle wesentlichen zellulären Veränderungen der Erkrankung. Zusätzlich müssen andere, symptomatische Ursachen von Demenzen bedacht werden (Tab. 11.1).

In Deutschland sind gegenwärtig etwa 1,5 Mio. Menschen an Demenz erkrankt. Derzeit wird die Anzahl der Demenz-Neuerkrankungen pro Jahr in Deutschland auf ca. 300.000 geschätzt, darunter sind 50–75 % an einer Alzheimer-Demenz und ca. 15–25 % an einer der vaskulären Demenz erkrankt. Aufgrund des steigenden Anteils älterer Menschen an der Gesamtbevölkerung werden es im Jahr 2020 ungefähr 2 Mio. sein. Die jährlichen Kosten der Demenz werden auf 5,6 Mrd. Euro geschätzt. Mehr als die Hälfte davon entfallen auf die Pflegekosten. Mit dem demographischen Wandel werden in den nächsten Jahrzehnten die Raten neurodegenerativer demenzieller Neuerkrankungen wie des M. Alzheimer deutlich zunehmen. Die mit der verlängerten Lebenserwartung einhergehende Zunahme der alternden Bevölkerung ist jedoch kein deutsches Problem, sondern betrifft ebenso andere europäische Länder sowie die USA, China und Indien – sodass der Terminus „global aging" geschaffen wurde. Bei den neurodegenerativen Demenzen sind trotz aller Bemühungen bislang nur begrenzte Fortschritte in der Therapie zu verzeichnen (Deuschl 2009). Anders sieht die Therapie von Gedächtnisstörungen mittels kognitiver Interventionen bei erworbenen Gedächtnisstörungen (z. B. nach traumatischen Hirnschäden) aus, bei denen man – abhängig vom Alter des Patienten und Läsionsausmaß – gute Fortschritte in der Rehabilitation erzielen kann (Thöne-Otto 2012).

> **ICD-10-Definition der Demenz (F00–F03)**
>
> - Folge einer meist chronischen oder fortschreitenden Krankheit des Gehirns
> - Störung vieler höherer kortikaler Funktionen (Gedächtnis, Denken, Orientierung, Auffassung etc.)
> - Keine Störung des Bewusstseins
> - Symptome seit mindestens 6 Monaten
> - Sinnesorgane funktionieren im für die Person üblichen Rahmen
> - Mögliche begleitende Veränderungen von emotionaler Kontrolle, Sozialverhalten oder Motivation
> - Beeinträchtigung der Alltagsfunktionen

ICD-10 Kriterien einer Demenz

Vor diesem Hintergrund wird die Frühdiagnose des M. Alzheimers besonders wichtig, da man annimmt, dass der pathogenetische Prozess schon bedeutend früher durch ein subklinisches Stadium verläuft und die klinischen Veränderungen – funktionell gesehen – erst in einem Spätstadium auftreten. Zu diesem Zeitpunkt sind die Kompensationsmöglichkeiten des Gehirnes bereits erschöpft. Vor dem Hintergrund der zur Zeit noch sehr begrenzten krankheitsmodifizierenden Therapiemöglichkeiten hat sich das Hauptaugenmerk in den letzten Jahren daher auf die Frühdiagnostik gelegt. So haben sich kognitive, neurale und genetische Biomarker für Vulnerabilitäts-, Risiko- und Resilienzfaktoren für die Entwicklung einer Demenz herauskristallisiert.

11.3 Alzheimer-Erkrankung

Die Alzheimer-Demenz ist eine neurodegenerative Erkrankung, deren Symptomatik durch den zunehmenden Verlust der Gedächtnisfunktion und andere kognitiven Fähigkeiten wie Denken, Orientierung, Auffassung, Sprache und Urteilsvermögen gekennzeichnet ist. Ein Frühsymptom ist dabei eine beeinträchtigte Gedächtnisfunktion (Kilimann und Teipel 2014). Im Gehirn von Alzheimer-Patienten kommt es zur Ablagerung seniler Plaques (Beta-Amyloid-Peptid) und Neurofibrillenbündel (Tau-Protein), was zur Neurodegeneration der Nervenzellen führt. Neben einer Beeinträchtigung des Gedächtnisses kommt es im weiteren Krankheitsverlauf zu

Tab. 11.1 Ursachen demenzieller Erkrankungen

Ursachen für dementielle Erkrankungen	
Neurodegenerative Erkrankungen	M. Alzheimer
	Progressive supranukleäre Paralyse (PSP)
	Frontotemporale Demenz (FTD)
	Lewy-Körperchen Demenz
	Kortikobasale Degeneration (CBD)
Immunologisch	Immun-vermittelte Limbische Enzephalitis
	Multiple Sklerose
	Lupus erythematodes Enzephalopathie
	Hashimoto Enzephalopathie
	Neurosarkoidose
Infektiös	Creutzfeldt-Jakob-Erkrankung
	Morbus Whipple
	Neuroborreliose
	Neurolues
	Progressive multifokale Leukenzephalopathie (PML)
	Herpes-Enzephalitis
	HIV-Enzephalopathie
Neoplastisch	Paraneoplastische limbische Enzephalitis
	Primäres ZNS Lymphom
	Strategische Raumforderungen
	Gliomatosis cerebri
Toxisch/metabolisch	Wernicke-Korsakow Syndrom
	Alkohol Demenz
	Hepatische Enzephalopathie
	Hypothyreose
	Niacinmangel
	Dialyse bedingte Enzephalopathie
	Antikonvulsiva Intoxikation
	Chemotherapie-bedingte Enzephalopathie
Vaskulär	Vaskuläre Demenz
	Zerebrale Vaskulitis
	Zerebrale Amyloid Angiopathie
	Chronisch subdurales Hämatom
Normaldruckhydrocephalus	Idiopathisch
	Sekundär

weiteren kognitiven Störungen, Verhaltensänderungen und psychiatrischen und neurologischen Symptomen. In Deutschland sind rund 1,5 Mio. Menschen an einer Demenz erkrankt, davon zwei Drittel an der Alzheimer-Demenz. Damit ist die Alzheimer-Krankheit ist die häufigste Ursache für Demenzen.

Kognitive Symptome

Die Gedächtnisstörungen sind zumeist Störungen des episodischen Gedächtnisses mit anterograder Betonung, d. h. einer Neugedächtnisstörung mit einer Störung verbaler Information. Im weiteren Verlauf manifestiert sich ebenfalls eine

Altgedächtnisstörung mit Abrufschwierigkeiten rezenter Informationen bis hin zu einem kompletten amnestischen Syndrom. Typischerweise zeigt sich die Altgedächtnisstörung mit einem zeitlichen Gradienten, d. h. weit entfernt liegende Erinnerungen bleiben lange erhalten. Die zeitliche Entwicklung und Symptomschwere spiegelt sich in den neuropathologischen und neurodegenerativen Veränderungen des Krankheitsprozesses wider mit früher Affektion des entorhinalen Kortex, Hippocampus und Temporallappen.

Neben kognitiven Symptomen kommt es nicht selten im Krankheitsprogress zum Auftreten von nicht-kognitiven Verhaltensstörungen und psychiatrischen Symptomen wie Angst, Apathie, Stimmungsschwankungen, aggressivem Verhalten, Reizbarkeit, wahnhaftem Erleben, Halluzinationen, psychomotorischer Unruhe und Umherwandern. Ebenfalls können neurologische Symptome wie Apraxie und Ataxie auftreten sowie eine Störung des Schlaf-Wach Rhythmus.

Diagnose

Die Alzheimer-Demenz kann nach den ICD-10-Kriterien für Demenz oder auch des DSM-V („Diagnostic and Statistical Manual of Mental Disorders") gestellt werden. Bei der Alzheimer-Demenz kommen zusätzlich auch die Kriterien der NINCDS-ADRDA („National Institute of Neurological and Communicative Disorders and Stroke and the Alzheimer's Disease and Related Disorders Association") zum Einsatz (McKhann 1984, Deuschl und Maier 2009). Nach den NINDS-Kriterien ist eine Alzheimer-Erkrankung wahrscheinlich, wenn eine Demenz in einer klinischen und neuropsychologischen Untersuchung in mindestens zwei kognitiven Bereichen nachgewiesen wird. Es muss eine progrediente Störungen des Gedächtnisses und anderer kognitiver Funktionen vorliegen. Daneben dürfen keine anderen ursächlichen Erkrankungen vorliegen und der Beginn soll zwischen dem 40. und 90. Lebensjahr, meistens nach dem 65. Lebensjahr liegen.

> ## ICD-10-Definition der Alzheimer-Demenz
>
> • Die Alzheimer-Krankheit ist eine primär degenerative zerebrale Krankheit mit progredienter Demenz, weitgehend unbekannter Ätiologie und charakteristischen neuropathologischen und neurochemischen Merkmalen. Sie beginnt meist schleichend und entwickelt sich langsam aber stetig über einen Zeitraum von mehreren Jahren.

ICD-10-Definition der Alzheimer-Demenz

Man unterscheidet nach der ICD-10 eine Demenz bei Alzheimer-Erkrankung mit frühem beginn vor dem 65. Lebensjahr, die einen relativ raschen Verlauf zeigt, und eine Demenz mit spätem Beginn, die zumeist in den späten 70ern auftritt. Daneben können noch eine atypische oder gemischte Form und –deutlich seltener – erbliche Formen, abgegrenzt werden. Häufig handelt es sich bei der gemischten Demenz um eine Mischbild aus einer neurodegenerativen Alzheimer-Pathologie und einer vaskulären Demenz.

Bei Verdacht auf eine Demenz sollte ein Screening der kognitiven Defizite erfolgen, z. B. mittels des MMST, DemTect, Moca, TFDD und Uhrentest, um das ungefähre Ausmaß der Störung bestimmen zu können. Dabei muss man beachten, dass mangels Sensitivität eine Screeninguntersuchung eine vollständige neuropsychologische Testung mit der Testung andere kognitiver Domänen, z. B. mit der CERAD, nicht ersetzt und zur Differenzialdiagnostik nicht geeignet ist. Zum Ausschluss sekundärer Ursachen wird als Basisdiagnostik die Bestimmung von Blutbild, Elektrolyte, Nüchtern-Blutzucker, TSH, Blutsenkung oder CRP, GOT, Gamma-GT, Kreatinin, Harnstoff, Vitamin B12, ggf. mit erweiterter infektiologischer Diagnostik auf Lues und HIV empfohlen.

Eine zerebrale Bildgebung mittels struktureller Kernspintomographie ist obligat zum Ausschluss von sekundären Demenzformen (Tab. 11.2) und das Atrophiemuster kann zur Differenzialdiagnostik herangezogen werden. Bei unklaren Fällen kann ein Glucose (FDG)-PET durchgeführt werden, bei dem sich charakteristische Stoffwechselerniedrigungen parietotemporal und zingulär zeigen. In speziellen Zentren steht ebenfalls das Amyloid-PET zur Verfügung, das die β-Amyloid-Last und deren individuelle Verteilung visualisiert.

Weiterhin kann eine Liquordiagnostik durchgeführt werden, um zwischen primär neurodegenerativen Demenzerkrankungen und anderen Ursachen demenzieller Syndrome zu unterscheiden. Insbesondere ist in unklaren Fällen die Bestimmung der Biomarkerkonstellation hilfreich. Hier ergibt eine Bestimmung des Verhältnisses zwischen β-Amyloid und Tau im Liquor mit einer erniedrigten Konzentration von löslichem β-Amyloid 1-42 und einem erhöhten Tau-Wert im Liquor Hinweise auf eine Alzheimer-Erkrankung.

Differenzialdiagnosen

Es gibt eine Vielzahl von Differenzialdiagnosen einer Demenz, die insbesondere im Frühstadium Schwierigkeiten in der Diagnosefindung bereiten können. Hierzu gehören die vaskuläre Demenz, Lewy-Körperchen-Demenz, Frontotemporale Demenz, Huntington-Krankheit, Normaldruckhydrozephalus, intrakranielle Raumforderung, Subduralhämatom, Wernicke-Korsakow-Syndrom. Wichtig ist die Abgrenzung zu einem Delir, das nicht selten bei einem fieberhaften Infekt, Exsikkose,

Tab. 11.2 Typische Bildgebungsbefunde bei chronischen Gedächtnisstörungen und neuro-degenerativen Demenzen

Bildgebungsbefund im MRT	Erkrankung
Mesiotemporale Atrophie	Alzheimer Demenz
Parieto-okzipital betonte Atrophie	Posteriore kortikale Atrophie
Insuläre Atrophie	Primär progrediente Aphasie (PPA)
Frontale Atrophie	Fronto-temporale Demenz
Ventrikelerweiterung, Polkappen	Normaldruckhydrozephalus
Subkortikale arteriosklerotische Enzephalopathie (SAE)	Vaskuläre Demenz
multiple Mikroblutungen, superfizielle Siderose	Zerebrale Amyloidangiopathie
Signalveränderungen des Striatums und Kortex	Creutzfeld-Jakob-Erkrankung
Atrophie der Kaudatusköpfe	M. Huntington
Atrophie des Mittelhirns	Progressive supranukleäre Blickparese (PSP)
Signalveränderungen um den III. Ventrikel, Corpora mammillaria, Thalamus , periaquäduktal	Wernicke-Enzephalopathie
Leptomeningeale Hämosiderose	Superfizielle Hämosiderose

Operationen, metabolischen Entgleisungen oder im Rahmen von medikamentösen Interaktionen auftreten kann. Diese Zustände können zu einer abrupten kogniti-ven Verschlechterung des Patienten führen. Die Abgrenzung von einer Depression kann ebenfalls schwierig sein, da eine Depression Frühsymptom wie auch komor-bides Begleitsymptom sein kann.

Neuropathologische Veränderungen
Die Alzheimer-Erkrankung wurde erstmalig 1906 von Alois Alzheimer beschrie-ben. Schon damals hat Alzheimer charakteristische neuropathologische Verän-derungen aufgezeigt, die noch heute zur Diagnosestellung herangezogen werden

können. Zum Einen findet man senile (neuritische) Plaques (=Drusen) im Neuropil mit zentralem Amyloidkern, die sich extrazellulär aggregieren und dort ablagern. Zum Anderen findet man intrazellulär aggregierende Neurofibrillenbündel in Neuronen („neurofibrilläre tangles"). Die Veränderungen zeigen jedoch ein unterschiedliches Ausbreitungsmuster; so lassen sich die Amyloidproteine zu Beginn in neokortikalen Regionen nachweisen, bevor sie dann später im restlichen Hirn nachzuweisen sind. Die Ablagerung des Amyloid kann man mittels nuklearmedizinischem Verfahren (Amyloid-PET) darstellen. Im Gegensatz dazu zeigen die Neurofibrillenbündel eine Ausbreitung zuerst im entorhinalen Kortex, bis über die Hippocampusformation, den Temporallappen im Endstadium der Neokortex betroffen ist. Die sequentielle Ausbreitung in verschiedene Stadien wurde zuerst von Braak beschrieben, die daher in Braak Stadien I-VI eingeteilt werden (Abb. 11.1; Braak und Braak 1995).

Die frühe Ausbreitung der Neurofibrillen in den gedächtnisrelevanten Arealen des entorhinalen Kortex und Hippocampus erklärt dabei das Auftreten von Gedächtnisstörungen als Frühsymptom der Erkrankung. Im fortgeschrittenen Stadium der Alzheimer-Demenz entwickelt sich auf dem Boden dieser neuropathologischen

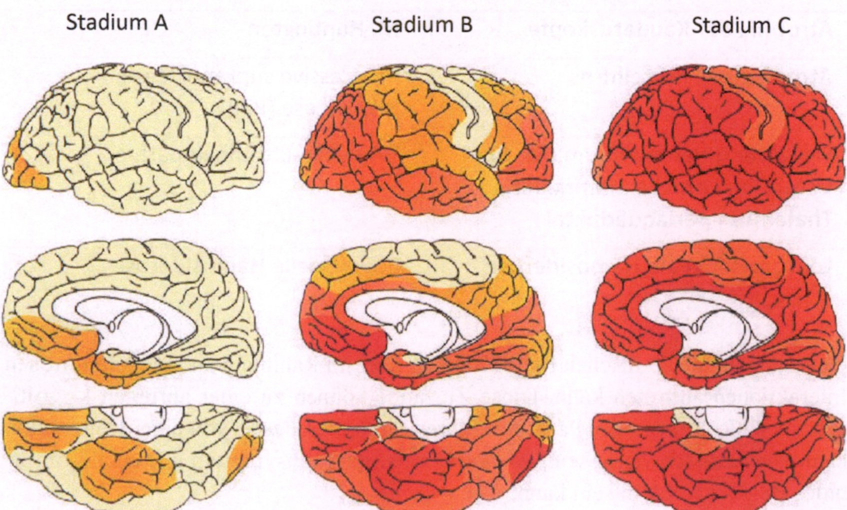

Abb. 11.1 Verteilung der neurofibrillären Bündeln nach Braak. A entspricht dem Stadium I-II, B Stadium III-IV und C Stadium V-VI. Je mehr Fibrillen nachweisbar sind, desto dunkler ist die Rotfärbung. Die Abbildung zeigt, dass die Ablagerung der neurofibrillären Bündeln im entorhinalen Kortex und Hippocampus beginnt; Areale, die besonders gedächtnisrelevant sind. Die Abbildung wurde freundlicherweise von Prof. D. H. Braak, Universität Ulm, zur Verfügung gestellt

Veränderungen eine kortikale Hirnatrophie. Allerdings findet man diese Amyloid-
und Neurofibrillenablagerungen zu einem gewissen Prozentsatz auch bei kognitiv
unauffälligen Menschen, die keine Zeichen einer Demenz aufweisen. Man geht
auch heutzutage davon aus, dass sich zum Teil schon 10 bis 30 Jahre vor Auftreten kognitiver Symptome, Neurofibrillenveränderungen und Amyloid-Plaques
entwickeln können. Unbekannt ist, wie es zu einer Störung der synaptischen Übertragung und neuronaler Degeneration mit der Folge einer Hirnatrophie kommt.
Auch deutet eine Aktivierung von Mikro- und Astrogliazellen auf eine Induktion
neuroinflammatorischer Signalwege hin. Die genauen Mechanismen dieser Neuro-
toxizität sind jedoch unklar.

Risikofaktoren für die Entwicklung einer Alzheimer-Demenz
Der stärkste Risikofaktor des Auftretens einer Alzheimer-Demenz ist das Alter. So
tritt eine Alzheimer-Erkrankung bei jedem Fünften zwischen 80–90 Jahren auf und
bei jedem Dritten bei den über 90-Jährigen. Bei den seltenen vererbten Formen der
Alzheimer-Demenz, die ca. 2 % aller Patienten ausmachen, ist das Vorhandensein
so genannter Alzheimer-Gene für die Eiweiße Präsenilin und das Amyloid-Vor-
läufer-Protein (APP) mit einem Auftreten der Erkrankung verbunden. Bei der nicht
vererbten Form der Alzheimer-Erkrankung, die ca. 98 % aller Patienten ausmacht,
ist das Vorhandensein des Genes für das Apolipoprotein e4 wichtig. Derzeit wird
das Zusammenspiel von Genen und Umweltfaktoren erforscht, da genetische Risikofaktoren nicht die alleinige Ursache für die Entwicklung einer Alzheimer-Demenz sein können.

Wichtige kardiovaskuläre Risikofaktoren, die das Risiko für die Entwicklung
einer Demenz relevant erhöhen, sind Bluthochdruck, Übergewicht (Adipositas),
Nikotinabusus, Fettstoffwechselstörungen bzw. hoher Cholesterinspiegel und ein
Diabetes mellitus. Diese kardiovaskulären Risikofaktoren sind medikamentös
oder durch eine Lebensstiländerung zu beeinflussen, sodass es sich im Sinne einer
Demenzvorbeugung sogar um präventive Maßnahmen handelt. Ebenso stellt eine
hohe kognitive Reserve durch Bildung einen präventiven Faktor dar.

Behandlungsmöglichkeiten
Die Behandlungsmöglichkeiten der Alzheimer-Demenz zielen primär auf die
Linderung der Symptome der Alzheimer-Erkrankung ab, da es derzeit kein die
Krankheit beeinflussendes Medikament gibt, das die Neurodegeneration aufhält
oder zum Stillstand bringt. Derzeit wird intensiv an Behandlungsmöglichkeiten ge-
forscht, welche die Amyloid Plaque- und Neurofibrillen Ablagerungen verhindern.
Der zweite Fokus der Behandlung zielt auf die Behandlung von Begleiterkrankun-
gen, die Verbesserung der Alltagsbewältigung und die Behandlung von psychia-

trischen Symptomen ab. Die sogenannten Anti-Dementiva sollen die kognitiven Symptome behandeln und den Krankheitsverlauf verzögern. Hierzu sind zwei Medikamententypen zugelassen: die Gruppe der Acetycholinesterase-Inhibitoren mit Rivastigmin, Donepezil und Galatamin für die leicht- bis mittelgradige Demenz und der NMDA-Rezeptorantagonist Memantine bei der mittel-schwergradigen Demenz. Für die Behandlung von psychiatrischen Symptomen kommen Neuroleptika und Antidepressiva in Betracht. Ein wichtiger Bestandteil der Behandlung sind nichtmedikamentöse Verfahren, die helfen können, die Häuslichkeit zu verlängern, neuropsychiatrische Symptome zu lindern und die Lebensqualität zu verbessern. Übliche Verfahren sind z. B. die Verhaltenstherapie, Physiotherapie, Ergotherapie, Realitäts-Orientierungs-Training, Biographiearbeit oder Musiktherapie. In frühen und mittleren Stadien ist ebenfalls kognitives Training angebracht (Thöne-Otto 2012).

Mit der Erkenntnis, dass therapeutische Strategien in den Frühstadien einer Erkrankung erfolgen sollten, hat sich das Augenmerk in den letzten Jahren auf die Frühdiagnostik und auf präventive Maßnahmen hinsichtlich Lebensstiländerungen gerichtet (Daviglus et al. 2011). Dabei muss zwischen beeinflussbaren (z. B. zerebrovaskulären) und nicht-beeinflussbaren Risikofaktoren (genetisches Risiko, Apoe4-Allellträger) unterschieden werden (Etgen et al. 2011).

Es gibt Hinweise auf eine Risikoreduktion durch eine Modifikation von vaskulären und anderen modifizierbaren Risikofaktoren (Abb. 12.1). So empfiehlt die S3-Leitlinie Demenz präventive Lebensstiländerungen hinsichtlich einer Entwicklung einer Demenz (Deuschl und Maier 2009):

„Vaskuläre Risikofaktoren und Erkrankungen (z. B. Hypertonie, Diabetes mellitus, Hyperlipidämie, Adipositas, Nikotinabusus) stellen auch Risikofaktoren für eine spätere Demenz dar. Daher trägt deren leitliniengerechte Diagnostik und frühzeitige Behandlung zur Primärprävention einer späteren Demenz bei."

- Frühzeitige Behandlung von vaskulären Risikofaktoren und Erkrankungen (z. B. Hypertonie, Diabetes mellitus, Hyperlipidämie, Adipositas, Nikotinabusus)
- Ausgewogene Ernährung (z. B. mediterrane Diät)
- Regelmäßige körperliche Bewegung
- Aktives geistiges und soziales Leben, Freizeitbeschäftigungen
- Regelmäßiger Alkoholkonsum wird nicht zur Prävention einer Demenz empfohlen.

© Springer-Verlag Berlin Heidelberg 2015
T. Bartsch, *Störungen der Gedächtnisfunktion,* essentials,
DOI 10.1007/978-3-662-45481-7_12

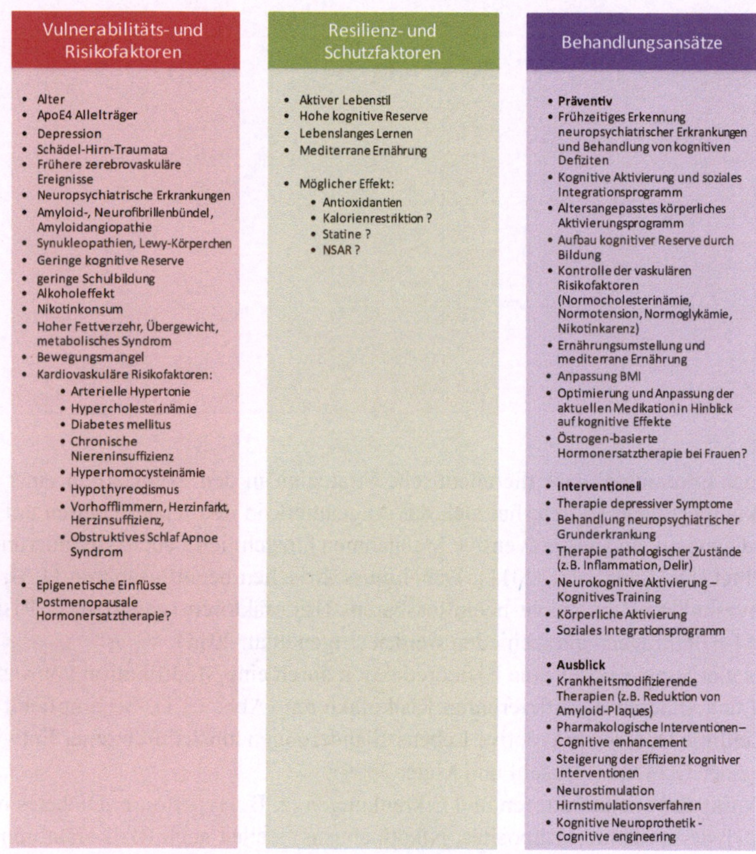

Abb. 12.1 Übersicht über die verschiedenen Faktoren, die Gedächtnisstörungen und die Entwicklung einer Demenz beeinflussen

Gedächtnisambulanzen – Memory Clinics   13

Das Auftreten von Gedächtnisstörungen kann ein frühes Zeichen einer demenziellen Entwicklung sein, die eine gezielte medizinische Abklärung erfordert. Unserer Erfahrung nach zeigen annähernd die Hälfte der Patienten in einer Gedächtnissprechstunde eine neurodegenerative Demenz und andere organische Gedächtnisstörungen, bei einem Drittel liegt eine Depression zugrunde und bei 20 % werden zunächst keine objektivierbaren Befunde erhoben. In den letzten Jahren sind aufgrund des angestiegenen Interesses an einer Frühdiagnostik und der Notwendigkeit einer verbesserten klinischen Versorgung von Patienten mit Gedächtnisstörungen eine zunehmende Anzahl von spezialisierten Gedächtnisambulanzen entstanden.

Primäres Ziel einer Gedächtnisambulanz ist es, innerhalb eines interdisziplinären Settings Gedächtnisstörungen in einem möglichst frühen Stadium zu erkennen und differenzialdiagnostisch einzuordnen. Insbesondere sind diejenigen Gedächtnisstörungen und kognitiven Symptome wichtig, die im Rahmen anderer Erkrankungen aufgetreten sind und behandelbar sind. Zu den behandelbaren kognitiven und Gedächtnisstörungen zählen Stoffwechselstörungen, systemische oder zerebrale Entzündungen, Depressionen, Liquorzirkulationsstörungen und Hirntumoren. Auch bei neurodegenerativen Erkrankungen wie den Demenzen ist eine genaue differenzialdiagnostische Einordnung sinnvoll, da häufig in der Frühphase eine differenzierte medikamentöse Therapie bedacht werden muss. Gedächtnisstörungen sollten dann in einer Gedächtnisambulanz abgeklärt werden, wenn sie subjektiv belastend sind, alltagsrelevant sind oder mit der Zeit zunehmen.

© Springer-Verlag Berlin Heidelberg 2015   59
T. Bartsch, *Störungen der Gedächtnisfunktion*, essentials,
DOI 10.1007/978-3-662-45481-7_13

Aufgaben einer Gedächtnisambulanz:

- Erhebung und Beurteilung des klinischen Syndroms
- Differenzialdiagnostik
- Erhebung der genetischen Ursachen
- Messung von Biomarkern
- Bildgebung
- Erarbeitung von Therapieoptionen
- Angehörigenberatung.

Eine Gedächtnisambulanz sollte idealerweise interdisziplinär aufgebaut sein mit einem multiprofessionalem Team bestehend aus Neurologen, Psychiatern, Neuropsychologen, MTA und Medizinischen Fachangestellten. Darüber hinaus sollte eine enge Anbindung an die Radiologie, Neuroradiologie und Nuklearmedizin bestehen.

Die Diagnostik umfasst typsicherweise ein sequentielles Vorgehen mit einer ärztlichen Untersuchung einschließlich Erhebung der Eigenanamnese, Erfassung der Beschwerden (subjektive Ausprägung, Umfang, Alltagsrelevanz, Entwicklung), somatische Vorerkrankungen, psychiatrische Anamnese, Medikamentenanamnese. Unabdingbar ist eine Fremdanamnese, um den Zeitgang der Symptome, Wesensänderungen und Verhaltensauffälligkeiten erfassen zu können. Im weiteren Verlauf sollte eine psychiatrische Exploration zur Beurteilung des Affektes, der Schwingungsfähigkeit und formaler Denkstörungen stehen, da sich häufig Schwierigkeiten bei der Abgrenzung zwischen depressiven und demenziellen Syndromen ergeben. Dies ist insbesondere wichtig, da depressive Störungen unter einer Behandlung mit Psychotherapie und antidepressiver Medikation eine gute Remissionsrate aufweisen.

Zusätzlich ist eine ausführliche neurologische und internistische Untersuchung unerlässlich. Eine Untersuchung der Kognition ist Voraussetzung, die Beschwerden nosologisch näher eingrenzen zu können. Die kognitive Untersuchung fokussiert häufig auf die Gedächtnisdomäne inklusive Arbeitsgedächtnis, Lang- und Kurzzeitgedächtnis, sollte jedoch ebenfalls Aufmerksamkeit und Konzentration mit abdecken. Da die Gedächtnisfunktion bei vielen Erkrankungen frühzeitig gestört ist, kommt der Testung dieser Domäne eine besondere Bedeutung zu. Dazu gehören die Bereiche Ultrakurzzeitgedächtnis, Arbeitsgedächtnis, Kurzzeitgedächtnis und Langzeitgedächtnis sowie Altgedächtnis (z. B. autobiographisches Gedächtnis). Häufig werden in Ambulanzen neuropsychologische Screeningtests eingesetzt (z. B. Demtect, MMST, Moca), die jedoch die Durchführung einer spezialisierten neuropsychologischen Testung durch Neuropsychologen nicht ersetzen darf.

Innerhalb dieser Untersuchung (z. B. mittels der CERAD Testbatterie) werden die verschiedenen kognitiven Domänen wie Gedächtnis, kognitives Leistungstempo, Konzentrationsfähigkeit, Aufmerksamkeit, Exekutivfunktionen, verbales Denken, Rechnen, visuell-räumliche Fähigkeiten, Handlungsplanung und Sprachfunktion getestet. In einer weiteren Stufe erfolgt, geleitet von einer Verdachtsdiagnose, der Einsatz weiterer Methoden wie z. B. Blutuntersuchungen, Liquorpunktion und bildgebende Verfahren wie CCT, MRT und PET. Zu den Blutuntersuchungen zum Ausschluss symptomatischer und reversibler Ursachen von Gedächtnisstörungen gehört die Bestimmung von Blutbild, Elektrolyten, Blutzucker, Schilddrüsenwerten (TSH, T3,T4), Leber- und Nierenfunktionswerten, Lues, HIV, Borrelien sowie Vitamin B12 und Folsäure. Um strukturelle Ursachen wie ein Normaldruckhydrozephalus oder Hirntumore oder anderer zerebrale Raumforderungen auszuschließen, ist eine Bildgebung des Kopfes notwendig. Darüber hinaus geben bestimmte Atrophiemuster im MRT Aufschluss auf die unterliegende Demenzform. Die Liquordiagnostik liefert wichtige Hinweise auf eine Erkrankung mit Nachweis spezifischer neuropathologischer Neurodegenerationsmarker wie dem β-Amyloid 1-42, dem Gesamt-Tau und dem Phospho-Tau 181 sowie dem Protein 14-3-3. Letztlich können nuklearmedizinische Untersuchungen mit spezifischer Darstellung des Glukosemetabolismus sowie Radioliganden zur Darstellung der Amyloidplaques hilfreich sein, die Natur der Demenz zu einzukreisen.

Was Sie aus diesem Essential mitnehmen können

- Gedächtnisstörungen treten bei einer Vielzahl von neurologischen und psychiatrischen Erkrankungen auf und sollten sorgfältig auf behandelbare Ursachen abgeklärt werden.
- Durch die Netzwerkstruktur des Gedächtnissystems ist diese besonders anfällig gegenüber äußeren Einflüssen.
- Alterungsprozesse sind nicht unweigerlich mit Gedächtnisstörungen assoziiert.
- Zur Vorbeugung einer Demenz wird ein sportlich aktiver Lebensstil, eine ausgewogene Ernährung (z. B. mediterrane Diät) und eine aktive geistige und soziale Lebensführung empfohlen.
- Lebensstilfaktoren und die Behandlung kardiovaskulärer Risikofaktoren senken ebenso das Risiko für eine Demenz.

© Springer-Verlag Berlin Heidelberg 2015
T. Bartsch, *Störungen der Gedächtnisfunktion*, essentials,
DOI 10.1007/978-3-662-45481-7

Weiterführende Literatur

Baddeley A (2003) Working memory: looking back and looking forward. Nat Rev Neurosci 4(10):829–839

Bartsch T, Falkai P (2013) Gedächtnisstörungen – Diagnostik und Rehabilitation. Springer, Berlin

Braak H, Braak E (1995) Staging of Alzheimer's disease-related neurofibrillary changes. Neurobiol Aging 16(3):271–278. (discussion 8–84)

Daviglus ML, Plassman BL, Pirzada A, Bell CC, Bowen PE, Burke JR et al (2011) Risk factors and preventive interventions for Alzheimer disease: state of the science. Arch Neurol 68(9):1185–1190

Deuschl G, Maier W (2009) S3 Leitlinie Demenzen, DGPPN, DGN. Springer, Berlin. http://www.dgn.org

Etgen T, Sander D, Bickel H, Förstl H (2011) Mild cognitive impairment and dementia: the importance of modifiable risk factors. Dtsch Arztebl Int 108(44):743–750

Jahn T (2013) Diagnostik von Gedächtnisstörungen. In: Bartsch T, Falkai P (Hrsg) Gedächtnisstörungen – Diagnostik und Rehabilitation. Springer, Berlin

Kilimann I, Teipel S (2013) Alzheimer-Krankheit. In: Bartsch T, Falkai P (Hrsg) Gedächtnisstörungen – Diagnostik und Rehabilitation. Springer, Berlin

Komes J, Wiese H (2013) Gedächtnisfehler – die Grenzen des intakten Gedächtnisses. In: Bartsch T, Falkai P (Hrsg) Gedächtnisstörungen – Diagnostik und Rehabilitation. Springer, Berlin

Kukolja J, Fink GR (2013) Differenzialdiagnostische Probleme und Labordiagnostik. In: Bartsch T, Falkai P (Hrsg) Gedächtnisstörungen – Diagnostik und Rehabilitation. Springer, Berlin

McKhann G, Drachman D, Folstein M et al (1984) Clinical diagnosis of Alzheimer's disease: report of the NINCDS-ADRDA Work Group under the auspices of Department of Health and Human Services Task Force on Alzheimer's disease. Neurology 34:939–944

Piefke M, Fink GR (2013) Gedächtnissysteme und Taxonomie von Gedächtnisstörungen. In: Bartsch T, Falkai P (Hrsg) Gedächtnisstörungen – Diagnostik und Rehabilitation. Springer, Berlin

Schacter DL (2001) The seven sins of memory – How the mind forgets and remembers. Houghton Mifflin, New York

© Springer-Verlag Berlin Heidelberg 2015

T. Bartsch, *Störungen der Gedächtnisfunktion*, essentials,

DOI 10.1007/978-3-662-45481-7

Schmidtke K (2013) Funktionelle Gedächtnis- und Konzentrationsstörungen. In: Bartsch T, Falkai P (Hrsg) Gedächtnisstörungen – Diagnostik und Rehabilitation. Springer, Berlin

Squire LR, Wixted JT (2011) The cognitive neuroscience of human memory since H.M. Annu Rev Neurosci 34:259–288

Sturm W (2012) Diagnostik und Therapie von Aufmerksamkeitsstörungen bei neurologischen Erkrankungen., Leitlinien für Diagnostik und Therapie in der Neurologie, Deutsche Gesellschaft für Neurologie (DGN). http://www.dgn.org

Thöne-Otto A (2012) Diagnostik und Therapie von Gedächtnisstörungen., Leitlinien für Diagnostik und Therapie in der Neurologie. Deutsche Gesellschaft für Neurologie (DGN). http://www.dgn.org